惊人的
身体自愈力

[日]矢上真理惠——著　[日]矢上裕——审定

李翘楚——译　孟庆华——审校

人民邮电出版社

北京

图书在版编目（CIP）数据

惊人的身体自愈力 /（日）矢上真理惠著 ；李翘楚

译 . -- 北京 ：人民邮电出版社，2025. --（健康·家庭·

新生活）. -- ISBN 978-7-115-65833-3

Ⅰ . R161

中国国家版本馆 CIP 数据核字第 202546G7M6 号

免 责 声 明

　　本书内容旨在为大众提供有用的信息。所有材料（包括文本、图形和图像）仅供参考，不能用于对特定疾病或症状的医疗诊断、建议或治疗。所有读者在针对任何一般性或特定的健康问题开始某项锻炼之前，均应向专业的医疗保健机构或医生进行咨询。作者和出版商都已尽可能确保本书技术上的准确性以及合理性，且并不特别推崇任何治疗方法、方案、建议或本书中的其他信息，并特别声明，不会承担由于使用本出版物中的材料而遭受的任何损伤所直接或间接产生的与个人或团体相关的一切责任、损失或风险。

内 容 提 要

　　本书讲解了自我身体疗愈的原理和方法，强调通过简单的运动和技巧就可以缓解身体的僵硬和疼痛，实现健康状态。本书按课程进行讲解，共分3课。第1课介绍了身体扭曲的检查方法，以及身体扭曲导致全身不适的机制，并讲解了"整食法"这种可以使自我身体疗愈效果事半功倍的饮食方法。第2课以图文结合的方式，深入细致地讲解了针对不同部位身体不适的自我身体疗愈方法，包括肩部僵硬、腰痛、坐骨神经痛、膝盖疼痛等。第3课提供了20分钟短时长的课程计划，通过放松骨盆，从根本上改善身体的扭曲。无论是追求健康的普通人还是康复专业人士，都能从本书中受益。

◆　著　　　　[日] 矢上真理惠
　　译　　　　李翘楚
　　责任编辑　刘日红
　　责任印制　彭志环
◆　人民邮电出版社出版发行　　北京市丰台区成寿寺路 11 号
　　邮编　100164　　电子邮件　315@ptpress.com.cn
　　网址　https://www.ptpress.com.cn
　　北京瑞禾彩色印刷有限公司印刷
◆　开本：880×1230　1/32
　　印张：4.5　　　　　　　　　　　2025 年 5 月第 1 版
　　字数：94 千字　　　　　　　　　2025 年 5 月北京第 1 次印刷
　　著作权合同登记号　图字：01-2024-5459 号

定价：42.00 元

读者服务热线：(010) 81055296　印装质量热线：(010) 81055316
反盗版热线：(010) 81055315

现在的我，
真真切切地感受到，
健康与美的真正条件……
那便是拥有——
"温暖而柔软的身体"。
这样的身体感受，也正是，
自我身体疗愈的终极目标。

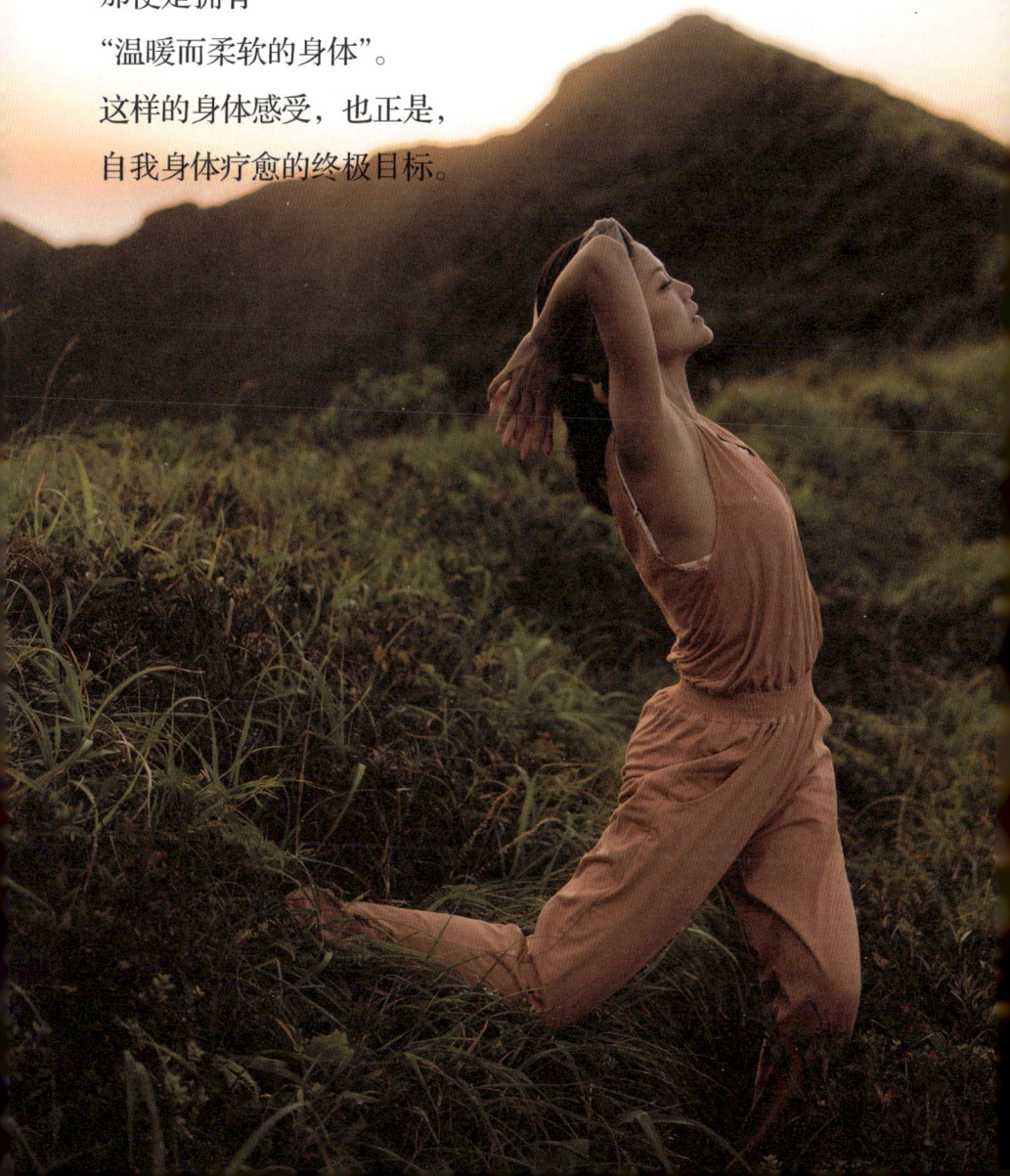

中文版序

　　大家好，我是本书作者矢上真理惠。此刻能通过文字与中国读者相遇，我既感到荣幸又满怀期待。自我身体疗愈是一种无须借助他人之手，自己居家便可以完成的"专业治疗手法"，是我父亲自创并开始应用的。自幼，我便见证了很多人通过自我身体疗愈练习改善了身体状况。正是出于想要将这种改善身体疼痛的方法传递给更多人，我推动了这次出版。我相信，通过自我身体疗愈练习，人们可以在享受舒适的同时，改善各种不适，进而过上健康的生活。

　　在科技高速发展的今天，我们享受着前所未有的便利，但与此同时，人们却花费大量时间在计算机和手机上。缺乏运动、过度劳累、压力过大、饮食过量等不良生活习惯悄然埋下了疾病的隐患。与其在病痛来袭时被动求医，不如掌握主动调节身体的方法。这正是我将自我身体疗愈方法编撰成册的初心。

　　自我身体疗愈通过一系列动作，可以舒适地放松关节和肌肉，有效缓解肩部僵硬、腰痛、怕冷、便秘、痛经等各种身体不适。通过增强新陈代谢和排泄能力，许多人实现了恢复健康生活的目标。此外，由于人们可以自行进行身体自我疗愈练习，无须依赖医生，因此在一定程度上也有助于节省医疗费用。

　　过去，我因为过度劳累和压力过大，导致身体变得僵硬、冰冷。但通过自我身体疗愈练习，我的新陈代谢和排泄功能得到了改善，身体的冰冷和水肿症状也减轻了，身心都变得轻松了许多。

《惊人的身体自愈力》介绍了自我身体疗愈的基础知识，以及针对不同症状的练习方法。通常，自我身体疗愈练习需要90分钟，但如果时间紧张，建议先从每天20分钟的练习开始。练习时，您会感受到身体逐渐变得放松、温暖，甚至可能会产生困倦感，总之会感觉轻松许多。第二天睡醒后，您会感受到身体变得轻盈。

自我身体疗愈的优势在于，它不受场地限制。而且您始终可以以适合自己的强度进行练习，因此即使身体僵硬的人练习也完全没有问题。只要坚持练习一个月，您就会感受到身体状况逐渐得到改善。

未来，我希望能够将自我身体疗愈从日本推广到世界各地。希望大家都能尝试自我身体疗愈练习并坚持下去，享受充满活力的健康生活。诚挚推荐您阅读《惊人的身体自愈力》，以及它的续作《惊人的身体自愈力2：快速恢复身体的轻松与活力》。

矢上真理惠

通过自我身体疗愈，找回我们那原本就"温暖而柔软的身体"

诸位读者好，我是本书的作者矢上真理惠，同时也是矢上预防医学研究所的总监。

所谓"自我身体疗愈"，指的是不必借助他人之手，自己居家便可以轻松完成的"专业治疗手法"。我们主张的手法与一般的治疗方式相同，都可以帮助我们缓解肌肉僵硬，并从深层次调整身体内部关节的错位与肌肉拉伤，调整骨骼，消除各种疼痛。

实际上，本书审定者矢上裕先生是我的父亲，他不仅是一名经验丰富的治疗师，还是一名针灸师。在多年的工作生活中，家父致力于将自己的经验与手法改良至居家便可操作的自我身体疗愈方式。历经多年的研究与改良，他终于在1989年完善完成本套自我身体疗愈方案。当年，家父在兵库县西宫市开设讲座后，这套自我身体疗愈方案因其立竿见影的效果而受到听众及患者的高度好评。我父亲进而获得出版社邀约著书的机会，以及在公众媒体传播与推广自我身体疗愈方案，并受到更多患者的慕名造访。

迄今为止，我们机构有大约500人的指导团队，目前有超过15000人正在学习自我身体疗愈的方法（本书数据截至日文版成稿时）。

我自记事以来，便目睹着来来往往的患者与学生接受治疗及进行自我身体疗愈练习，每一位患者逐渐恢复活力的过程，对我来说都刻骨且欣喜，并立志将父业传承下去。

因为我自幼亲眼看见了不少患者历经针灸、整骨、瑜伽等方式，都未能改善身体的各种不适与疼痛症状，而最终通过自我身体疗愈的方式，解决了诸多身体问题。

所以，我继承着家父的意愿，最初以海外留学为契机，在欧洲、加拿大等全世界不同的地区与国家开展着自我身体疗愈的课程或者工作坊。

后来，在2019年，我将自己的工作重点转移至日本，现在与家父并肩作战，致力于推广自我身体疗愈的方法和理念。

"身体寒冷而又僵硬"的表现，其实是导致身体不适或者疾病的开始……

现在的我，真真切切地感受到，健康与美的真正条件便是拥有"温暖而柔软的身体"，这样的身体感受，也正是自我身体疗愈的终极目标。

这样的理念，其实是因为我们的人体本身便是温暖而柔软的。

我们可以想象一下婴儿的身体，那是我们每个人本来的样子。

"身体寒冷而又僵硬"的表现，其实是导致身体不适或者疾病的开始……

如果用比较极端的方式来描述，寒冷而僵硬的身体状态，是趋近于生命静止的样子……

随着科学技术的进步，智能生活方式的日常运用，我们现代人经常连续几小时保持同一种体态，其间运动的身体部位基本上只有手指尖与眼球而已。因此，现代人的肌肉更容易变僵硬，而关节也更容易发生老化。

如果放任这种状态，久而久之，身体便会产生痛感、不适感，甚至可能直接诱发疾病。

不时地伸展一下身体的某个部位，或者是晃一晃身体，甚至用一用非惯用手，这些都可以成为自我身体疗愈的方式。

我们完全可以不借助任何他人之力，通过自我身体疗愈的方式找回本就属于我们的"温暖而柔软的身体"。

自我身体疗愈是这样改变身体的

在我们机构中，经常有不少学生最初身体都是寒冷而僵硬的，并且骨骼与肌肉已经呈现扭曲状态。在学习自我身体疗愈课程的过程中，他们会同步在家进行练习，他们身体与精神面貌发生了肉眼可见的变化。譬如，我们经常会听到这样的心声——

- 我的血液循环变好了！
- 我的水肿和怕冷症状都得到了改善。
- 我身体的僵硬和疼痛开始消失了。
- 我的睡眠状况越来越好了。
- 我半夜去卫生间的次数变少了。
- 我的便秘症状消失了。

- 我在不知不觉间变得健康了，还变瘦了！

- 我的痛经和经前期综合征（PMS）都变得不明显了。

- 虽然我已经到了更年期，但并没有出现更年期综合征/更年期综合征有明显改善。

- 我的体态变得越来越好了。

- 我的眼部疲劳不见了……

其中，当属"不知不觉间变得健康了，还变瘦了"的情况最多，而这便是自我身体疗愈成效的最大特点。

因为我们会通过自我身体疗愈的方式令肌肉与关节回归正常的位置，那么相应地，血液循环、淋巴循环亦会得到改善，身体会更加容易找到放松状态，也更容易进入熟睡状态。与此同时，人体的代谢与排泄能力自然会得到提升。

通过自我身体疗愈的方式获得理想体形的案例在本书中也有介绍，详情可参阅本书第22页至第26页内容。

那么，如何居家进行自我身体疗愈练习呢？接下来，我们便逐一为您介绍。

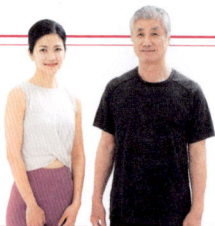

将专业治疗手法

治疗腰痛及坐骨神经痛

目标：消除骨盆的扭曲。

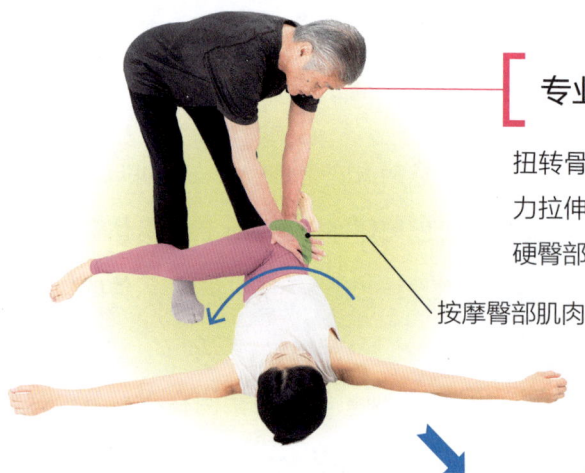

专业治疗手法

扭转骨盆，以体重的重力拉伸关节，并按摩僵硬臀部一侧的肌肉。

按摩臀部肌肉

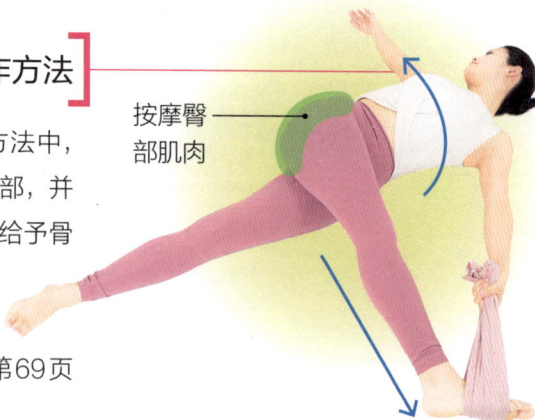

自我身体疗愈操作方法

在自我身体疗愈操作方法中，我们需要用毛巾拉伸腿部，并通过上下摆动腿的方式给予骨盆深层次的刺激，同时可达到按摩臀部的目的（具体可参考本书第69页内容）。

按摩臀部肌肉

以居家自我身体疗愈的方式实践……

专业治疗手法实施者为矢上裕先生

治疗肩部僵硬及驼背

目标：缓解胸部周围肌肉的紧张。

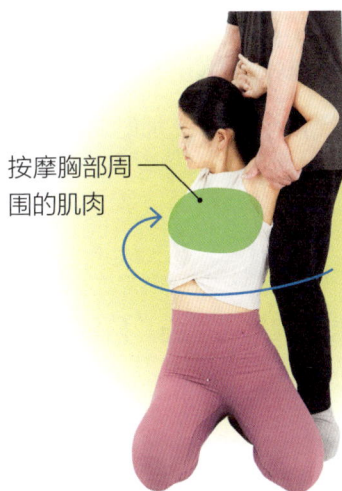

按摩胸部周围的肌肉

[专业治疗手法]

舒展胸部周围紧张的肌肉，而后扭转身体，给予胸腔更大的刺激。

按摩胸部周围的肌肉

[自我身体疗愈操作方法]

利用自身重量给予胸部周围压力，从而缓解胸部周围肌肉的紧张。而后左右摆动身体，给予胸腔深度的刺激（具体可参考本书第87页内容）。

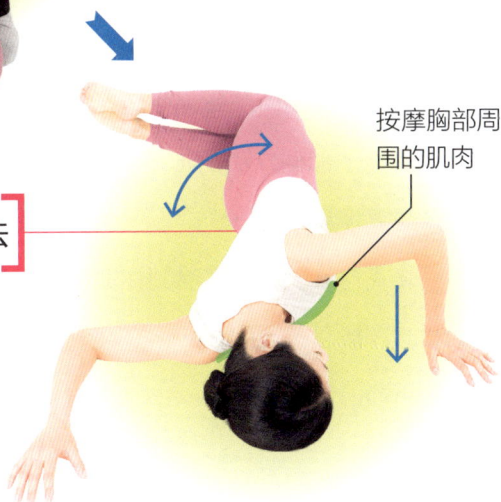

我，因自我身体疗愈而得到拯救，从而改变了整个人生

其实，我以前的身体也是"寒冷而僵硬"的。而后来的我能够成为自我身体疗愈的指导者，是因为自己曾经真正受益于自我身体疗愈。

我出生于1984年，故乡是日本兵库县。我幼年时期的成长环境比较特殊，因为曾为针灸师的父亲在当时便致力于自我身体疗愈的研究，所以他为了可以更加专注地投身于工作而生活在深山中的瑜伽道场里。在那里，我周围充满了练习瑜伽和断食修行人士，一直到我四岁，才因父亲工作的原因，从深山中移居到西宫市——那时父亲的诊所与自我身体疗愈教室便设立于西宫市。

年幼时期的我是非常乖巧且容易害羞的女孩子。

但是，自从1995年1月17日的清早起，我的人生便开始转变。

当时父亲在东京有一份拍摄的工作，还在读小学五年级的我，因为想与父亲一道前往东京而选择向学校请假。我们一边期待着东京的繁华，一边在车站内等候列车，然而没有想到的是，迎来列车鸣笛的同时，发生了那场巨大的地震灾害——即地震级别高达7.3级的、震惊世界的阪神大地震。

尽管我与家人并没有受到性命伤害，但我那些喜欢的朋友、和善而亲切的邻居，甚至我们日常共同嬉笑、玩闹、行走的街道，在我眼前一瞬间都消失不见了。

因为这样难以遗忘的冲击，我在无意识间选择将这些恐惧、悲伤的感情默默地藏在心底。那时的我将真实的情感封印，以求不会让周围的朋友及双亲担心，甚至刻意地以阳光、开朗的形象示人。

在我步入了初中和高中后，我选择用校园活动、补习、外出游玩、打工等看上去丰富多彩的活动将自己的生活填满，完全不给自己留有空闲的余地——这其实是因为一旦我空下来，便会受到负面情绪的袭击。

尽管表面上看起来我有许多朋友，但是实际上，我完全不懂得应当如何处理人与人之间情感层面的问题，因此我基本上都会选择置身事外。我也没有办法坦诚地与人交心相处——现在回想起来，这是那时自己选择的一种保护机制，因为我不想再失去谁，也不想因为这样的失去而再次感到悲伤。

但这样的生活方式，实际上令我的内心愈发感到孤独。

只身逐梦纽约的豪迈、兴奋，与无可名状的孤独

高中毕业后，我怀揣着梦想独自前往美国。

当时我就读于纽约的一所艺术大学，所学专业是时装设计，并且在读书期间便获得了在环球影业实习的宝贵机会；大学毕业后，我与当地的时装设计工作室合作，成为独立时装设计师，每天都过得无比繁忙——当时年轻的我，心中只有一个梦想，那便是"成为世界闻名的时装设计师"！我坚信自己一定会实现这个梦想——活跃在世界级时装的舞台上，成为时装设计大师级的人物。自然，彼时的我也因为有这样的壮志，每天都充满斗志，每天都无比兴奋，每天都感觉极其刺激。

那时候，因为工作性质的原因，我经常需要彻夜工作，甚至睡觉时也经常只是在沙发上小憩一会儿。尽管我看上去十分年轻，但是身体已经达到了某种极限，可以说已经呈现出一种过度疲劳状态。

但是，后来我逐渐认清了一个现实，那便是即使再努力，可以在海外成名成家的日本设计大师，也是寥寥无几的。

这时，一直以来用工作粉饰着内心不安的我，一直以来看上去朋友众多但实际与谁都未曾交心的我，陷入了一种深深的孤独之中。

从曾一度无法起床，到终于获得新生

身心状态都非常紧张而脆弱的我，因为一个新的工作机会移居至伦敦生活。但是，因为身心能量状态过低，并受到过多的刺激，所以那时的我完全感受不到过去的那种兴奋感，只是感到消沉。

人本来就是没有营养、休息与情感便无法好好生存的生物。内在能量已经空洞的我，依旧发动着自己的"引擎"，但这只是一种强撑的表现，因为实际上，我的身心已经处于一种"熄火"状态了。

此前令我热情满载去追逐的"梦想"，此时仿佛打水的竹篮一般，空空如也，不着一物，无趣至极。

我甚至失去了早晨起床的动力，每天都在黑暗的情绪中度过。当时的我想在这个世界上消失，然而我却不知道应当怎样来表达这种想法，也不知道应当向谁表达这种想法。

我几乎每天都在床上哭泣，并想着"我明明不应该是这样的啊"——在伦敦生活的第二年的夏天，我终于开始厌倦陷入这种状态中的自己。

我开始思考，我真的应该消失吗？还是应该迎面去解决困难呢？

于是，我躺在床上，望着伦敦公寓的天花板，一边发呆一边思考自己接下来应该怎么做。

这时，我感觉我应该"回家，用自我身体疗愈的方式调整自己"。

于是我开始跪坐，并打开膝盖，将双手放在腹部。

我一边吐气，一边缓慢地行礼，将额头放在地板上。

我一边将臀部坐在地板上，一边将手放在自己的腹部……

此时，虽然不知道为什么，但是我感受到身体内有暖流经过，并且感觉到了自己的身体是如此紧张、僵硬。

此时，在遥远的伦敦，我竟然第一次感受到自己与父亲的联系。

同时我开始回溯自问："究竟是从什么时候开始，我的身体变得如此寒冷而僵硬呢？"

一直苦恼于失眠的我，在那天夜里久违地酣畅入睡。

现在回想起来，其实自从小学五年级经历大地震的那一天起，我就从未真正面对自己，而是一味地驱赶自己前行，即使身心都处于紧张状态也从未停下。身体变得寒冷与僵硬，便是身心过于疲劳的结果。

在我连续几日进行了自我身体疗愈练习后，我的血液循环和便秘状况都得到了改善，水肿的身体也找到了清爽的感觉。那种寒冷和什么事都不想做的感觉也逐渐消退，无论是我的心灵还是身体，仿佛都长了羽毛，变得轻快起来。

这便是我自己再度发觉自我身体疗愈功效的故事。

我也是通过自我身体疗愈，找回了自己温暖、柔软的身体。

改变自己的身体，人生亦会随之改变

通过自我身体疗愈，我找回了健康的身体，同时，我也可以与恋人和朋友真正地交心了。而因为邂逅锻炼身体的工作坊后，我发生了更大的变化。

此后，我还考入了一直都很向往的英国名校中央圣马丁艺术与设计学院，并在自己梦想的学府中，更加系统地学习关于"身体"的知识。

我终于找到了自己真正想要做的事情，那便是，我要告诉更多的人：

"我们可以直面自己的内心，我们可以发现自己身心的疼痛，我们可以接纳它们，并通过自己的力量疗愈它们。"

彼时，我一边保留着设计师的身份，一边学习各种各样的身体疗愈方式，并决定在伦敦向更多人介绍与推广自我身体疗愈的方式。

在伦敦，瑜伽的普及率和认知度是很高的，因此，自然而然有不少人对自我身体疗愈有兴趣。最初，我只是开展了一些面对朋友的小型课程，因为大家感受到了身体的变化，所以大家口口相传起自我身体疗愈的功效，导致慕名来听课的学生越来越多，我的课程竟然变成了人气课程。

"什么是'自我身体疗愈'？"

每当外国学生问我这个问题的时候，我都会如此回答：

"'自我身体疗愈'如果用英文来表达，可以说成'SELF POWER'。"

这样解释后，大家眼睛中都闪耀着光辉且不禁重复道：

"OHH! SELF POWER!"

并如醍醐灌顶般展露笑颜。

后来，有不少学员提出希望我去他们的国家授课的想法，因此受到他们的邀请后，我曾于西班牙、荷兰、英国、加拿大等多个国家与地区开展了自我身体疗愈的工作坊，并都获得了热烈反响与好评。

历经种种，虽然在我的既往经历中，我可以在某种程度上进行自我身体疗愈的授课，但是因为我并不是治疗专家，仅仅凭借自己的力量去进行疗愈与治疗，还是显得浅薄了些，因此，我需要更加专业的指导与帮助。

由此，我16年的海外生涯画上了休止符，我决定回国，并在家父身边，正式学习自我身体疗愈之道。

这样的我可以比以前更加脚踏实地地前进，因为我通过自我身体疗愈的方式，找回了身心健康。

但这并不是只属于我自己的"欣喜的故事"。

我相信诸位的人生，也会通过自我身体疗愈的方式迎来让人惊喜的变化。

你一定也会改变的!

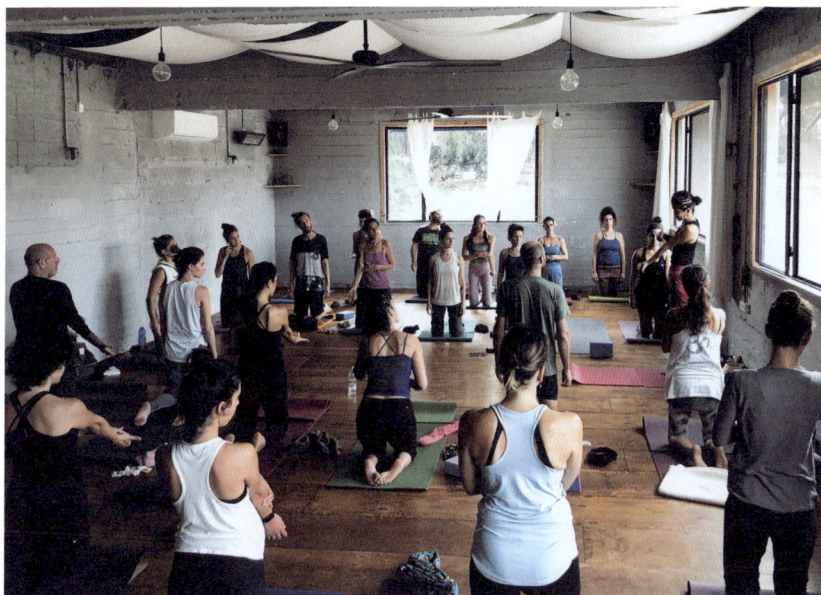

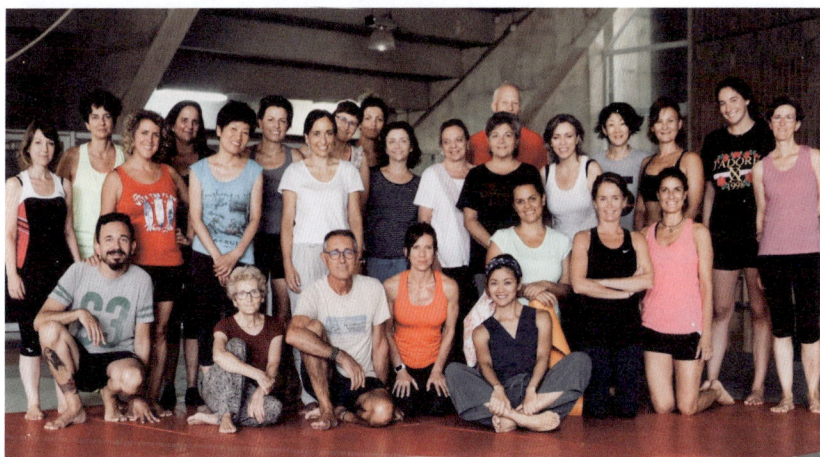

在世界各地开展的自我身体疗愈工作坊学员合影

本书的使用方法

在正式阅读本书前，我需要为您做一个课程的概要介绍。

第1课 / 为什么自我身体疗愈具有独一无二的优势？

本部分的内容包括：介绍如何检查身体扭曲，以及因身体扭曲产生肌肉僵硬、疼痛、不适。此外，推荐结合使用"整食法"，可以使自我身体疗愈的效果事半功倍。

第2课 / 马上消除您一直在意的不适感！分部位进行自我身体疗愈练习

本部分将分不同情况，包括肩部僵硬、颈部僵硬、腰痛、坐骨神经痛、便秘、怕冷、水肿、驼背、呼吸浅、眼部疲劳、经期问题、妊娠问题、产后问题、更年期综合征、膝盖疼痛、O型腿和X型腿，为您介绍可以马上改善不适感的自我身体疗愈方式。

第3课 / 进行20分钟的短时长课程后，便可释放压力、放松，找回良好的睡眠！

本部分我们将学习如何根本性地改善身体的扭曲，是一节用时大概20分钟的短时长课程。虽然我们推荐您每周进行2次此课程，但是您每日进行也完全没有问题。非常推荐给想要解除每日疲劳、希望可以睡个好觉的您，以及希望可以减轻体重的您。

自我身体疗愈的手法是十分温和的，身体并不会感到疼痛。因此自我身体疗愈也非常适合身体有疼痛的人和高龄人士尝试。

　　但是如果您的身体非常僵硬，或者有严重的疼痛，那么建议您量力而行，先从能够让自己舒适的状态开始练习。

　　为了确保美与健康，坚持进行自我身体疗愈练习是最重要的事情。只要您可以坚持下去，身体一定会发生变化。

　　让我们一起通过自我身体疗愈，释放压力、整顿自我、放松身心吧！

　　找回真实的自己吧！

只需要放轻松，就可以自然而然地瘦下来！

自我身体疗愈减肥体验者的惊人成果！

宇城木之实女士　58岁　身高156厘米

体重减掉8.7千克！不需要丢掉过去的衣裤，真是太好了！

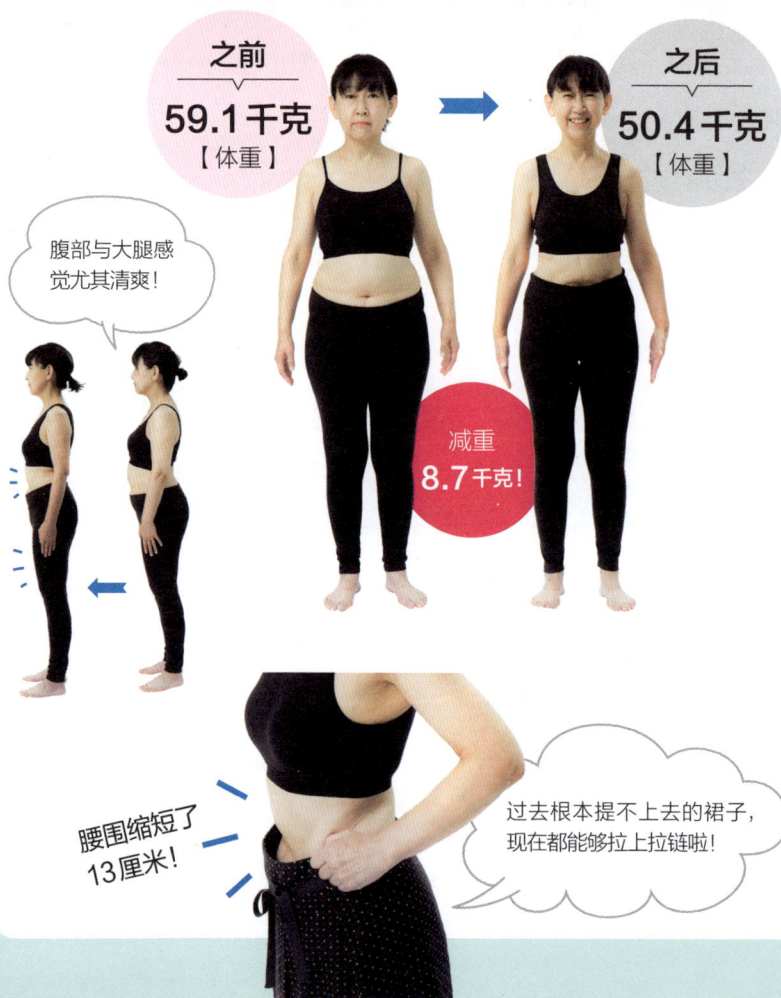

之前
59.1千克
【体重】

之后
50.4千克
【体重】

减重
8.7千克！

腹部与大腿感觉尤其清爽！

减掉体重！

腰围缩短了13厘米！

过去根本提不上去的裙子，现在都能够拉上拉链啦！

※此处所分享的是历时3个月，通过自我身体疗愈与"整食法"达成的结果。具体操作方式可以参照本书第51页内容（相关案例人士年龄截至2022年7月24日）。

北条礼女士　51岁　身高162厘米

体重减掉7.2千克！疼痛、僵硬的上半身变灵活了！

之前
64.8千克
【体重】

之后
57.6千克
【体重】

上半身变灵活了！

颈部和肩部周围的僵硬与淤堵消失了！全身都感觉十分清爽！

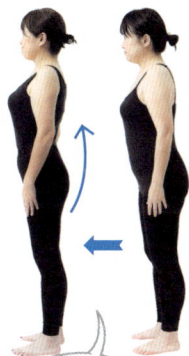

减重
7.2千克！

肩膀与上半身的厚重感曾令北条女士很自卑。

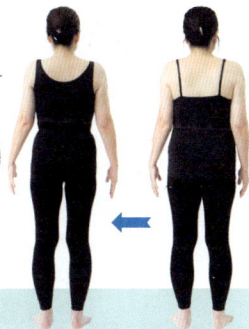

甚至连臀部线条都有提升，实现了理想的身材。

也有朋友夸赞说："从后面看上去身材漂亮好多，简直是判若两人呢！"

23

只需要放轻松，就可以自然而然地瘦下来！

自我身体疗愈减肥体验者的惊人成果！

森美树女士（化名） 52岁　身高157厘米

体重减掉6.1千克！肩周炎也得到了改善！

之前
58.2千克
【体重】

之后
52.1千克
【体重】

肩周炎得到改善！

扁塌、松垂的臀部线条有所提升！

减重
6.1千克！

全身都感觉舒爽！右肩的肩周炎甚至都有所改善！

之前穿起来腰围非常紧的牛仔裤，现在穿起来是这样的了！

伊那宏之先生　58岁　身高177厘米

体重减掉11.2千克！腰椎的曲度也有了改善倾向！

之前
93.1千克
【体重】

之后
81.9千克
【体重】

仰卧进行的自我身体疗愈练习有很多，因此轻轻松松就坚持了下来。

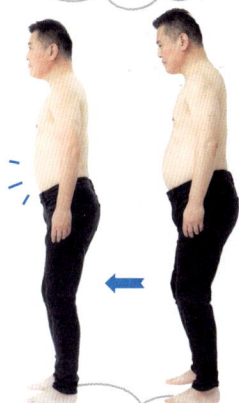

腰椎的曲度也有所改善！

减重
11.2千克！

伊那先生通过自我身体疗愈的方式戒掉了暴饮暴食的行为，腰围缩短了9.5厘米，腹部找回了清爽感觉！

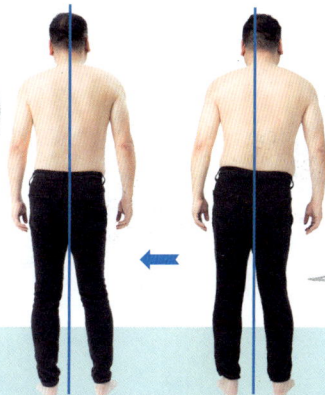

腰椎扭曲是伊那先生的老毛病，通过坚持进行自我身体疗愈练习，他的腰椎扭曲也明显得到了改善。

只需要放轻松，就可以自然而然地瘦下来！

自我身体疗愈减肥体验者的惊人成果！

大森康隆先生　38岁　身高175厘米

忙碌的商务工作者，毫不费力地将体重减掉5.8千克！

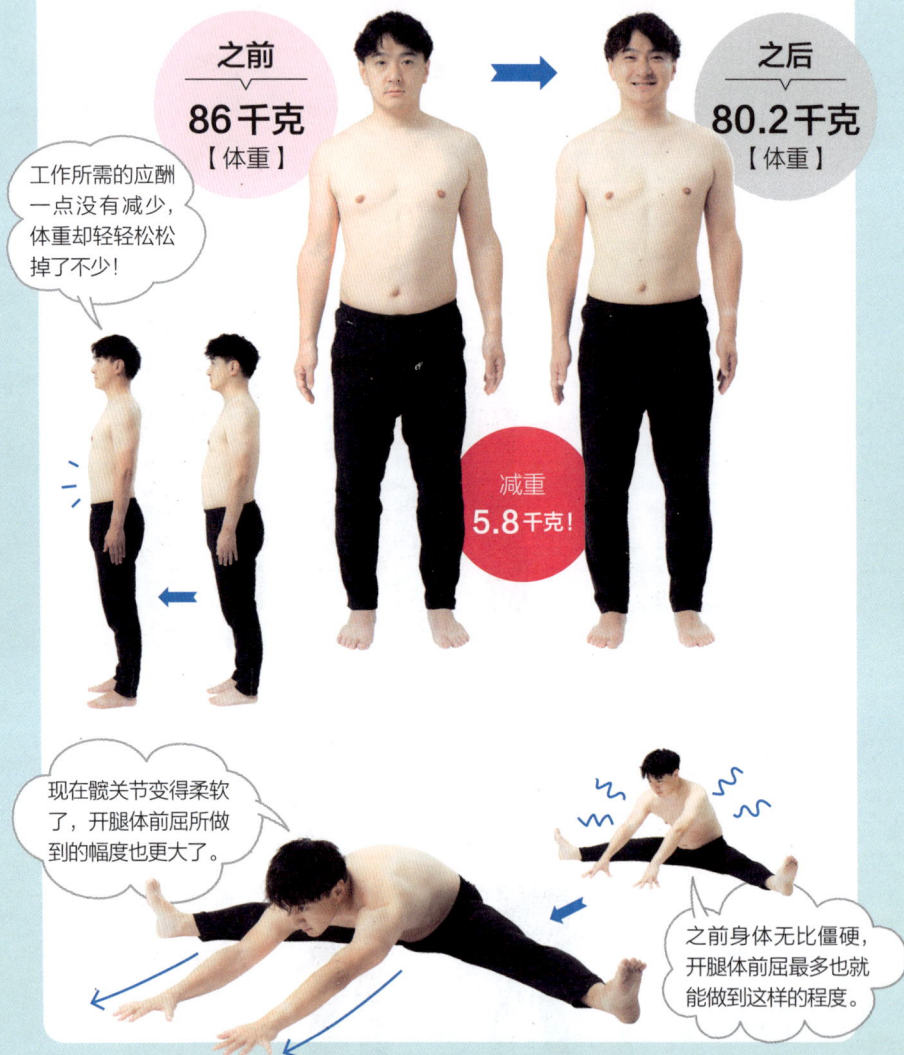

之前
86千克
【体重】

之后
80.2千克
【体重】

工作所需的应酬一点没有减少，体重却轻轻松松掉了不少！

减重
5.8千克！

现在髋关节变得柔软了，开腿体前屈所做到的幅度也更大了。

之前身体无比僵硬，开腿体前屈最多也就能做到这样的程度。

目录

第1课 **为什么自我身体疗愈具有独一无二的优势？**

第2课　马上消除您一直在意的不适感！分部位进行自我身体疗愈练习

第3课 进行**20分钟**的短时长课程后，便可释放压力、放松，找回良好的睡眠！

（注意）

※ 如果您是骨或关节变形人士，或是素来有身体疼痛问题正在治疗骨与关节疾病，在妊娠期，长期患慢性疾病，那么请您在实践本书所介绍的自我身体疗愈前，务必事先与您的主治医师进行沟通，以确认您是否适合进行自我身体疗愈练习。

您因为担心自己身体僵硬而无法进行自我身体疗愈练习吗？这些话特意写给您

不少读者最初看见自我身体疗愈的相关动作，一定会觉得其好像是瑜伽的体式。于是，便有了诸如"我身体这么僵硬，肯定不行"这类的想法。事实上，我们图片拍摄的是已经完成时理想状态的样子，实际上每个人在进行自我身体疗愈练习的过程中，都会有"我身体好硬啊"，或者是"我太胖了，做不到啊"这样的状态。

自我身体疗愈与瑜伽一样，完成体式并不是目的。其目的是"在进行自我身体疗愈练习的过程中，刺激到一直紧张的肌肉与僵硬"。

因此，即使没有办法完成所谓的"完美"的动作，甚至是中途停下来了，只要刺激到僵硬的部位，那就是可以的，是正确的，是没有任何问题的。如果您能够感受到"虽然我还没能完成完美的动作，但是确实感受到了刺激，并且仿佛有暖流产生，僵硬得到缓解，我感觉非常舒畅"，那么便达到了自我身体疗愈的目的。

我们见过不乏身体患有疼痛和僵硬症状的学员在最初因为疼痛几乎无法进行练习，但是坚持下去会发现可以动的部位在增加，最终找回了身心畅快的感觉，并且那些恼人的症状也消失不见了。更可喜的是，他们还意外地收获了减重或塑形的成果。总而言之，"将既往无法做到的动作，逐渐变成可以做到的整个过程，便是绝佳的身体疗愈"。

人体有一种自我习惯，在刺激发生时，最初会产生抵抗，也就是"疼痛感"，以此来表示抗拒。但是，如果反复地给予身体同样的刺激，那么身体便会顺应下去，并逐渐接受这种刺激。久而久之，疼痛感就会消失，取而代之的是舒畅的感觉。所以说，在进行自我身体疗愈练习的过程中不会发生坚持下去依旧感觉僵硬或者疼痛的情况，因为我们的身体一定会发生良性改变。

因此，请坚持这样的信念——"我的目标不是将动作完成得好看，而是在练习的过程中感受自己身体的变化"——不要勉强自己，坚持下去，身体会还给您惊喜。

第 1 课

为什么自我身体疗愈具有独一无二的优势？

　　通过本章的学习，您可以了解到自身有扭曲的部位在哪里，以及扭曲的类型是什么，并了解僵硬与疼痛产生的原因是什么。同时，我们不仅会向您介绍相应的缓解方法与预防方法，还会介绍舒缓放松的自我身体疗愈方法及重点。

僵硬与疼痛的本质是什么

僵硬与疼痛的本质其实是"骨骼的扭曲""血液循环不良"和"肌肉疲劳"等。

通过进行自我身体疗愈练习，您可以放松僵硬而疲劳的肌肉，并缓解僵硬与疼痛。

实际上，我们的肌肉就像推动血液与淋巴液流动、运行的压力泵一样。肌肉一旦发生僵硬，那么血液与淋巴液的流动便会发生阻滞，如此一来，氧气便无法通畅地运行至全身，导致身体呈现缺氧状态；体内的代谢产物还容易滞留、沉积于身体之中，最终形成僵硬，并产生疼痛感。

而肌肉变僵硬的原因，主要是我们在日常生活中的不良姿势习惯和骨骼发生扭曲等。

具体有以下几种情况。

• 不良姿势习惯

譬如，不少人在坐着的时候习惯跷起二郎腿，那么身体便会不自然地向一个方向拉拽，这一侧的肌肉在这种强力作用之下，血液流动会发生阻滞，相应地便会产生僵硬与疼痛。此外，驼背的人会因为后背长期处于弓着的状态，胸部肌肉便一直相应地呈聚拢和紧缩状态，肩胛骨的肌肉在长期的拉拽中时刻处于紧张状态，从而导致肌肉僵硬。

- **一直久坐，且长时间刷智能手机**

长时间坐着刷智能手机的人非常容易出现血液循环不畅，并且引发手指与眼球周围的肌肉疲劳；同时，颈部、肩部、后背、腰部的肌肉都更加容易发生僵硬。

- **骨骼扭曲**

一旦骨骼发生扭曲，那么相应部位周围的肌肉便会紧张且僵硬。例如，骨盆或者肩胛骨等本应是左右对称的骨骼，如果出现某一侧骨骼向下倾斜的情况，那么另一侧的骨骼便会处于被拉扯的状态，其周围的肌肉也会相应处于长期的紧张状态，从而导致僵硬甚至疼痛。

- **呼吸浅**

如果呼吸较浅，那么身体会处于僵硬且紧张的状态。驼背人士的呼吸通常比较浅，这是因为驼背人士胸廓长期处于紧张状态，导致胸廓周围的肌肉也容易僵硬，无法充分地运用膈肌，因而呼吸会比较浅。

- **内脏疲劳**

像进食太多的人士、饮酒过多的人士、在睡觉前有进食习惯的人士，因其内脏因为一直在运作，所以无法得到充分的休息。这也导致内脏周围的肌肉会长时间处于紧张状态，从而导致内脏周围肌肉的僵硬与疼痛。

对自己身体的扭曲进行诊断

填了 YES 的，便是您具有扭曲倾向之处。

不需要刻意，保持自然态，方可更好地确认身体目前的状态！

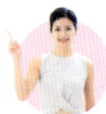

颈部

颈部向左右两侧摆动，有一侧摆动时有点困难

趴在垫子上，向左右两侧摆头，在摆动时如果有一侧颈部感觉有点吃力，则颈部有扭曲倾向。

YES ☐　**NO** ☐

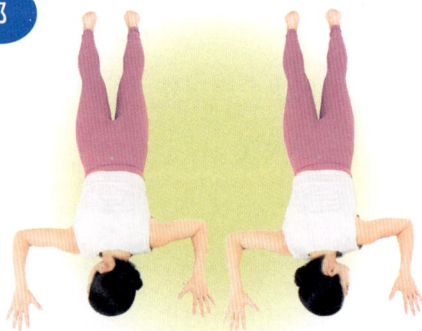

骨盆

左右两侧，有一侧难以坐好

双腿向左右同一个方向坐时，如果感觉有一侧是难以坐好的，那么说明您的骨盆有扭曲的倾向。

YES ☐　**NO** ☐

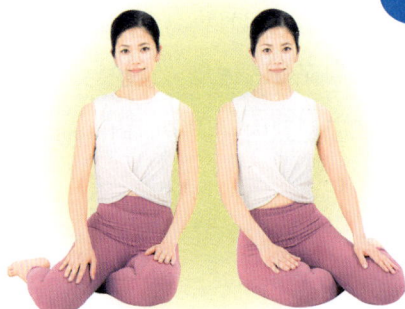

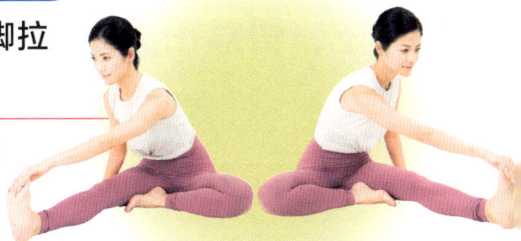

髋关节

左右两边，是否存在某一只脚拉拽时更吃力

将一只腿伸直，另一只脚的足跟贴放在伸直腿的腹股沟位置。然后俯身向下，用伸直腿对侧的手拉拽该侧脚的脚尖。两侧均尝试后，若有一侧拉拽时感觉有点难度，则说明您的髋关节（骨盆）有扭曲的倾向。

YES ☐　　**NO** ☐

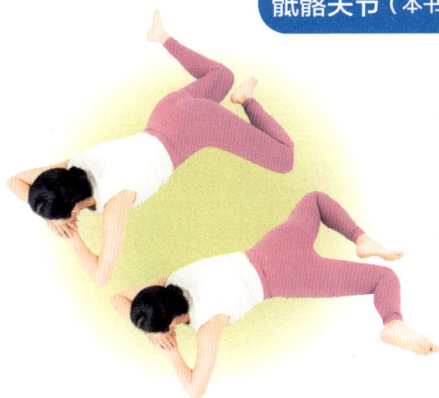

骶髂关节（本书第41页）

左右某一侧的腿难以倒着平放在垫子上

俯卧在垫子上，双手叠放于额头下方，抬起小腿，而后将两侧膝盖分别向左右两侧倒着平放，如果左右两侧有差异，说明您的骶髂关节（骨盆）有扭曲的倾向。

YES ☐　　**NO** ☐

腿部

腿部内侧无法并拢

在保持"立正"姿势时，两条大腿内侧无法完全贴合在一起的人士，可能存在O型腿或者X型腿的问题，也就是说腿部有扭曲的倾向。

YES ☐　　**NO** ☐

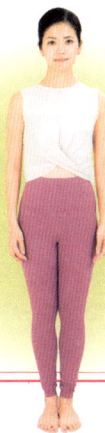

切记，骨盆扭曲会给全身带来负面影响

在推行自我身体疗愈方式时，最为重视的环节便是"骨盆的调整"。

这是因为骨盆是人体的基础核心骨骼，也就是说"骨盆的扭曲"会影响我们的整个身体。

我们身体的所有骨骼都是通过骨盆连接起来的，因此，如果骨盆发生了扭曲，那么头部、颈部、背部、手臂、腿部的骨骼都会呈现不平衡的状态，相应部位的肌肉便会长期处于过度紧张的状态，从而诱发身体疼痛或者其他不适。

如果放任骨盆的扭曲不管，长此以往，可能不仅会发生行动困难，甚至还会有排尿障碍等影响日常生活的问题。对于女性而言，还容易出现经前期综合征、严重的痛经、不孕不育、难产、更年期综合征等问题。

无论什么性别，我们都需要养成日常检测骨盆状态并予以调整的良好习惯，而为了骨盆可以有更好的力量支撑，强化骨盆周围的肌肉也是必不可少的自我身体疗愈环节之一。

在进行20分钟的短时长课程后，便可更好释放压力，找回良好的睡眠。本书第103页开始的内容是调整骨盆扭曲的自我身体疗愈部分。希望您务必坚持练习一段时间，相信身体会给您交付满意的答卷。

如果骨盆扭曲，全身都会发生扭曲

—— 身体的所有部位都会因为扭曲而处于紧张状态 ——

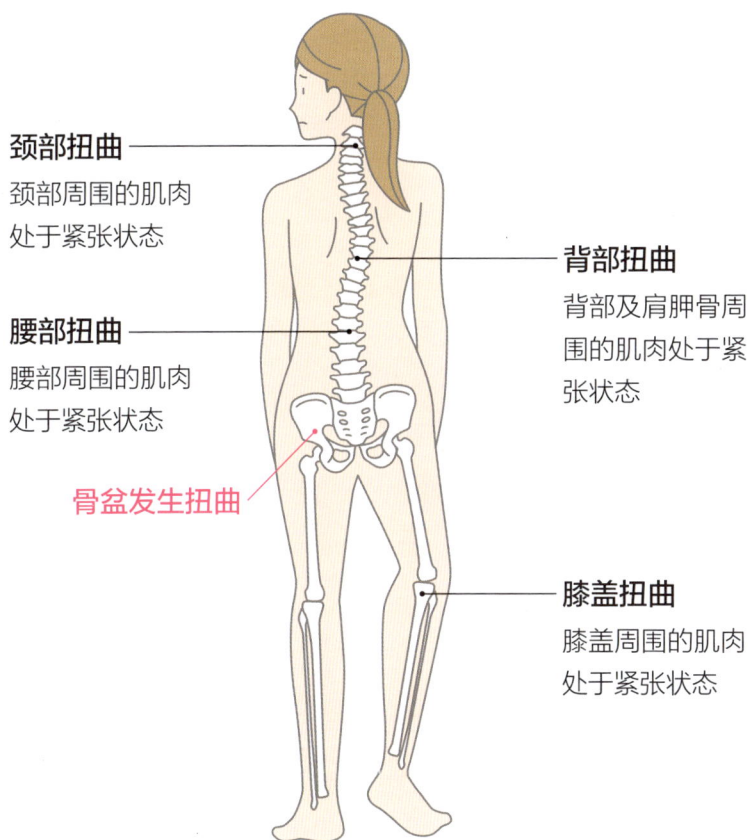

颈部扭曲
颈部周围的肌肉
处于紧张状态

腰部扭曲
腰部周围的肌肉
处于紧张状态

骨盆发生扭曲

背部扭曲
背部及肩胛骨周
围的肌肉处于紧
张状态

膝盖扭曲
膝盖周围的肌肉
处于紧张状态

根据"骨盆扭曲的不同类型"，
判断疼痛与不适的发展倾向

左右倾斜

骨盆左右倾斜是指骨盆向左右某一侧呈现倾斜的状态。如此一来，容易发生长短脚的情况，无论行走还是跑步，会有一侧的膝盖或者髋关节的负担比较重，久而久之，会导致膝盖疼痛、坐骨神经痛等症状。同时，后背的骨骼也容易发生扭曲，从而导致脊柱也会发生侧弯。

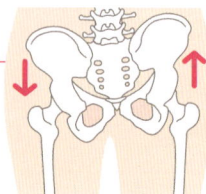

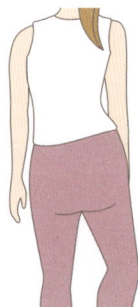

如果骨盆发生左右倾斜，那么脊柱也会发生侧弯。

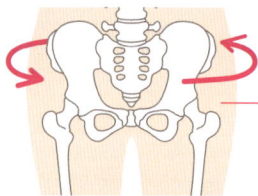

扭曲

如果骨盆呈现扭曲状态，那么会增加后背骨骼的负担，容易导致腰痛、肩部僵硬、头痛等不适。

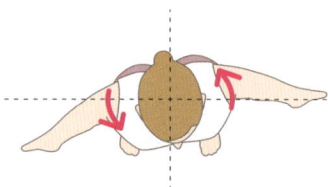

骨盆扭曲的俯视图

骨盆前倾

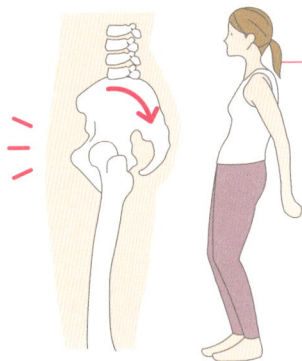

从侧面看，骨盆的上半部分呈现向前倾斜的状态。如果从体态特征来看，"塌腰""驼背""腹部向前凸""臀部向后翘起""大腿前侧肌肉突出"均因骨盆前倾导致。而因为塌腰，所以腰椎周围肌肉和大腿前侧肌肉会一直处于紧张状态，因而容易出现腰痛、膝盖痛的情况。

"骨盆前倾"最显著的体态特征便是塌腰。

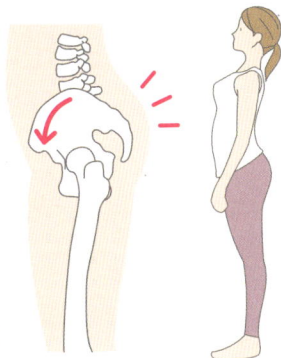

骨盆后倾

从侧面看，骨盆的上半部分向后倾斜，体态特征则是"驼背""下腹部呈内凹状""臀部下垂且扁平"，且骨盆后倾会导致肩胛骨周围肌肉呈现紧张状态，因此容易导致肩部僵硬。此外，对于骨盆后倾人士来说，体前屈、开髋坐姿、伸腿坐姿（双腿向前伸直的坐姿）都会比较困难。

"骨盆后倾"容易导致胸部与臀部呈现下垂状态。

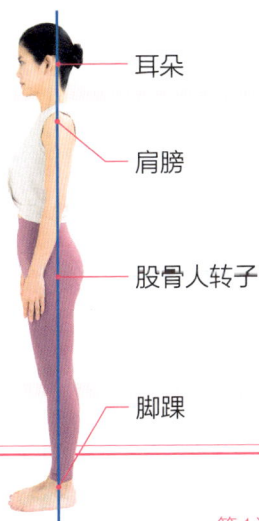

- 耳朵
- 肩膀
- 股骨人转子
- 脚踝

自我身体疗愈的目标是"理想的体态"

耳朵、肩膀、股骨大转子（股骨的上方外侧凸起位置）、脚踝四处点位在同一条直线上，方为理想体态。

释放腰大肌的压力，找回腰部清爽感

实际上，所谓的"骨盆扭曲"指的主要是两个大关节，即骶髂关节与髋关节中的某一处发生了错位，从而导致骨盆发生扭曲。

骶髂关节是骶骨与髂骨中间的关节；髋关节则是位于股骨上部的球窝关节。"骨盆位于中立位置"的状态，表明骶髂关节与髋关节两处大关节没有错位。

其实只要消除这类错位，使关节与骨骼回归至原本的位置，便基本消除了疼痛与不适产生的源头。

而如果想要错位回归至正确位置，则关键在于腰大肌——对于这两处关节而言最重要的肌肉——其紧张与疲劳需要得到缓解与释放。一旦我们对腰大肌进行自我身体疗愈练习，那么骶髂关节和髋关节的紧张都会相应得到缓解。自然，错位的关节也更容易回归正常的位置。

此外，因为腰大肌对于行走和体态也有重要影响，所以我们日常要注意保护腰大肌，不要使其过于疲劳，养成为其释放压力的好习惯十分重要。

腰大肌是连接脊柱与大腿骨骼唯一的肌肉。因此，如果腰大肌僵硬并萎缩，那么髋关节的动作自然会变得迟钝，或者只要是有一点高度差的台阶便难以抬腿迈上去，又或者容易走路抬不起脚，还可能存在难以分开双腿等问题。另外，因为后背骨骼也会被不对称地拉拽，所以导致上半身无法保持正确的中立位，从而形成弓腰、驼背的体态。只要腰大肌是强健、有力量的，那么我们行走也会感觉很轻松，后背也会感觉舒展与清爽。困扰许多人的腰痛和坐骨神经痛也可以得到预防或者消除。

　　"释放腰大肌压力"的具体操作方式，详情请参阅本书第62页内容。

▌腰大肌在这里！

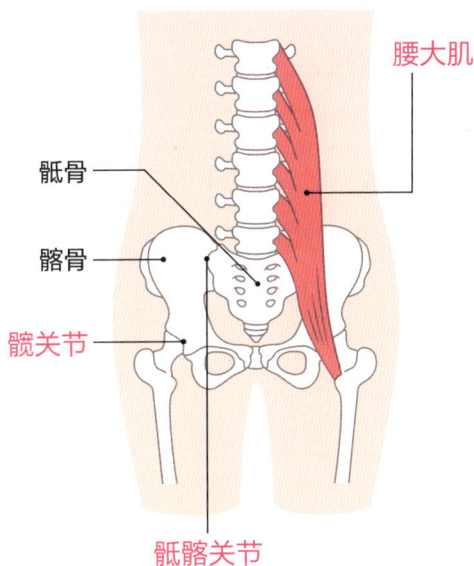

腰大肌

骶骨

髂骨

髋关节

骶髂关节

消除和预防骨盆扭曲的方法

针对身体有扭曲的人士，我们设计了第3课，该课程是以骨盆为中心的一系列短时长课程，请务必进行练习。进行这些练习可以帮助我们放松骨盆周围僵硬的肌肉，释放压力后的肌肉可以帮助骨骼顺利地恢复正常的位置。

不仅是骨盆，我们全身都可能发生扭曲。因此，在日常生活中，我们应当有意识地规范自己的动作，不发生歪斜。主要的预防方法有以下几种。

- 坐着时避免跷二郎腿。

- 有意识地避免出现弓腰、驼背体态。

- 提包或者提其他重物时，有意识地左右两侧交替进行。

- 尽量有意识地多使用非惯用手。

- 坐着时要避免扭曲身体（面对计算机时，请保持以中立位置面对计算机显示屏）。

骨盆周围肌肉力量低下也是导致骨盆扭曲的原因

骨盆周围肌肉力量低下也是导致骨盆扭曲的原因之一。因为没有肌肉力量的支撑，所以骨骼与关节容易发生错位。为了防止骨盆扭曲的现象反复发生，锻炼骨盆周围肌肉的力量，预防肌肉力量低下，避免因肌肉力量下降而发生骨骼与关节代偿，自然也是非常重要的。其中，尤其重要的是增强支撑骨盆的两大肌肉——臀中肌与臀大肌。

但是，比起强烈的健身运动，我们更加推荐温和的、可持续的运动，在日常生活中就可以轻松实践的方法肯定会更加受到人们推崇。

比如我本人就会在刷牙的时候，以及一些零零碎碎的闲暇时间里锻炼臀中肌和臀大肌。具体的方法会在下一页为大家进行介绍。

▌维持好骨盆周围肌肉的肌肉力量十分重要

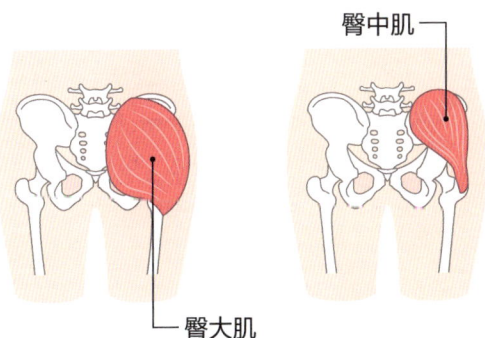

臀中肌

臀大肌

锻炼骨盆周围肌肉的方法

将腿横向打开——强化臀中肌力量

中立位站立，将身体的重心放在一条腿上，将另一条腿横向打开，打开到自己的极限位置，此时能够感受到臀中肌发力，保持约2秒的时间。两条腿各自进行10~15次即可（如果刚开始实践时有难度，用一只手扶着墙壁也是可以的）。

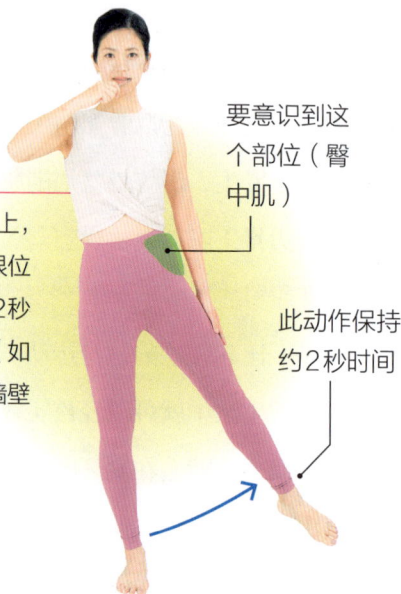

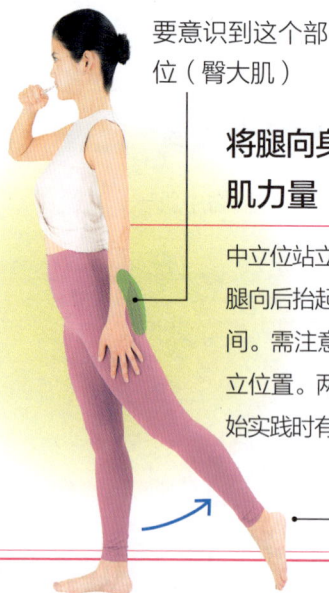

要意识到这个部位（臀中肌）

此动作保持约2秒时间

要意识到这个部位（臀大肌）

将腿向身体的正后方抬起——强化臀大肌力量

中立位站立，将身体的重心放在一条腿上，将另一条腿向后抬起，抬至自己的极限位置，保持约2秒的时间。需注意，膝盖不可弯曲，上半身依旧应保持中立位置。两条腿各自进行10~15次即可（如果刚开始实践时有难度，用一只手扶着墙壁也是可以的）。

此动作保持约2秒时间

脚后跟抬起、放下——强化臀大肌力量

将双足稍微打开，呈中立位站立状态，臀部发力，抬起脚后跟，抬至距离地面约5厘米的高度，以足尖力量站立，然后回归正常站姿。此动作重复进行30次。

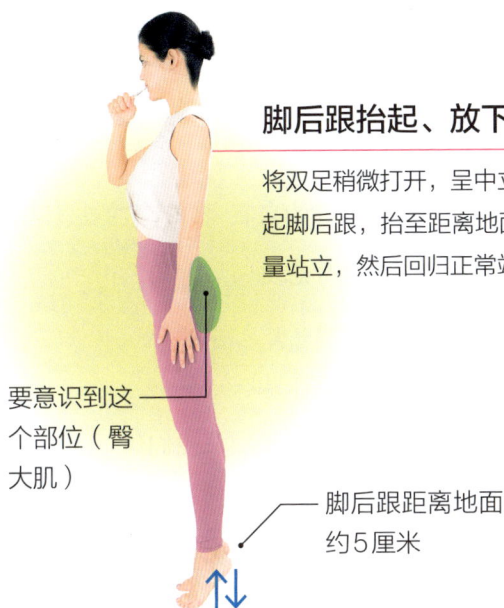

要意识到这个部位（臀大肌）

脚后跟距离地面约5厘米

自然促使臀部发力的大腿毛巾训练

这是在刷牙时、看电视时和洗碗时都可以练习的动作。将毛巾绑在大腿上，毛巾的位置以臀部可以自然发力的位置为佳。这个动作可以同时锻炼臀大肌和臀中肌，并且可以稳固有扭曲倾向的骶髂关节。

绑定毛巾后，打开双腿时，可以锻炼到这些部位（臀大肌与臀中肌）

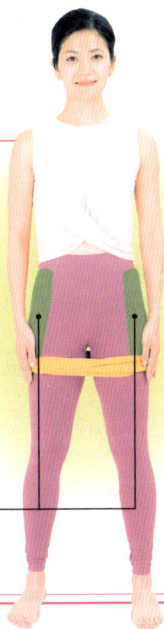

进行自我身体疗愈练习后，可以获得良好睡眠的理由

我经常会向学员们强调，我们所推荐的自我身体疗愈的最佳实践时间是晚上。这是因为在进行自我身体疗愈练习后，肌肉得到了充分的放松，身心都会释放掉压力，如此一来，夜里更加容易睡好——最明显的表现是，进行自我身体疗愈练习后容易哈欠连天。

这是因为进行自我身体疗愈练习后，负责调节我们休息的自主神经——副交感神经的功能被激活，开始发挥作用。

自主神经分为交感神经与副交感神经。交感神经是与日出同时开始活跃的神经，而副交感神经则是在日落后开始活跃的神经，主要负责休息。

睡眠浅、夜里频繁醒来的睡眠障碍者，很可能是因为副交感神经发生了紊乱。

我们有许多学员在践行过自我身体疗愈练习后，夜里都睡得很好，最明显的表现是，半夜去卫生间的次数减少了，还有不少人说，他们进行自我身体疗愈练习后可以一觉到天亮。

我本人如果上了晚上的课程，那么回到家可以很快入睡，并且一直熟睡到天亮。早晨不需要设定闹钟，自然醒来后会感觉全身清爽。

自我身体疗愈的底层逻辑是中医理论

我们所推行的自我身体疗愈的底层逻辑是以中医理论为基础的。

在中医体系内，"经络"这种运行着"气"（为生命赋予活力之源）的人体通道，遍布于人体全身。

其中，最为重要的便是集结着人体内五脏六腑的12条经络。如果我们身体内的五脏六腑有不适感，那么在相应的经络部位上，便会有肌肉疼痛与僵硬出现。

譬如，饮酒比较多的人士，肝脏是比较疲劳的，这类人士便容易出现髋关节疼痛的倾向——这是因为肝脏与髋关节位于同一条经络上。

| 通过肝脏的人体经络

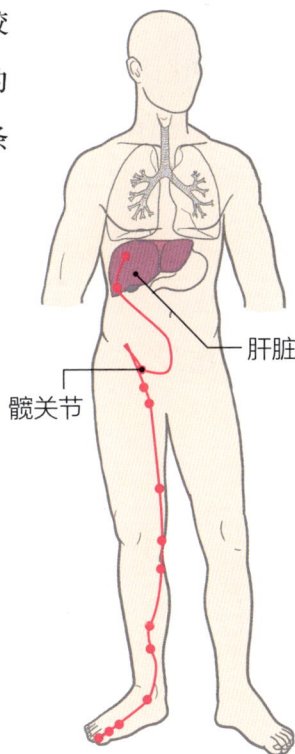

肝脏

髋关节

在经络上，又有许多可以改善"气"的流动的开关，即"穴位"。在中医中，如果刺激"穴位"，那么会令气的运行更加顺遂，人也会更加健康。

因为许多经络通过关节部位并容易在关节部位发生阻滞，我们通过自我身体疗愈的方式，可以活动关节、伸展关节、拉伸关节、放松关节，从而使气的运行更加通畅。

内脏疲劳也会导致肌肉产生僵硬及疼痛！因此我们推荐"整食法"

在中医体系内，内脏的疲劳也是肌肉僵硬与疼痛的成因。

尤其是有吃得过多、吃零食、吃夜宵习惯的人士，其六腑（胃、肠等脏腑）需要一直运行工作，这就容易产生内脏疲劳。

譬如，如果胃比较疲劳，那么流经胃部的"气"便会更多地作用于胃的疲劳恢复，那么同一条经络上的肌肉便会产生僵硬及疼痛。大肠的运作也会发生停滞，从而导致大便滞留，形成宿便，严重情况下还会导致肠下垂。相应地，包裹内脏的腹膜也会因为被向下拉拽而拉拽肋骨，从而形成驼背，进而导致肩膀与颈部的肌肉被向下拉拽，于是肩膀与颈部会发生僵硬与疼痛。内脏疲劳会导致人体内外形成大的恶性循环。

此外，如果在睡觉前有进食的习惯，那么睡觉时便有许多食物留在胃中，这会影响睡眠质量，食物的重量还会给骨盆周围的肌肉带来负担，因此，次日早上醒来后还可能发生腰痛。

在自我身体疗愈的体系内，为了预防内脏疲劳，我们会对用餐方式与骨骼进行同样的调整——我们称这种方式为"整食法"。

这种用餐方法会消除不良用餐习惯给胃部带来的负担，并改善胃经（如下图所示）上肌肉的僵硬与疼痛，因此也将"整食法"特别推荐给受髋关节或者膝盖疼痛困扰的人士。

本书下一页会系统地介绍"整食法"，但是一定不要勉强自己执行这种用餐方式。如果您是有慢性疼痛的人士，那么在尝试整食法前，要先咨询自己的主治医生，确认这种方式是否适合自己。

▎通过胃部的人体经络

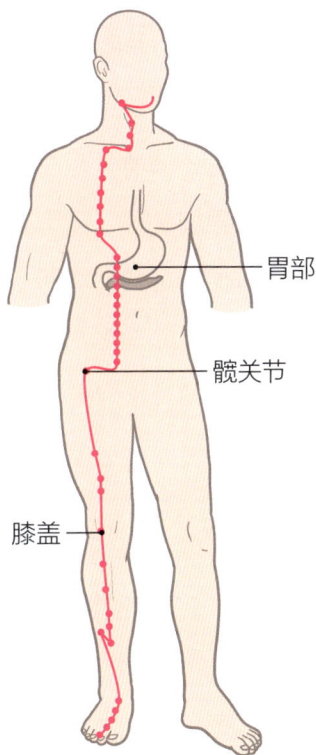

胃部

髋关节

膝盖

整食法1　**在睡觉前3小时结束用餐**

　　我们建议尽量在睡觉前3小时结束用餐，以空腹状态就寝。这是因为睡觉本来就是身体的修复过程，如果胃中有食物残留，那么为了消化这些食物，血液会集中在胃部，便不足以支撑身体的修复功能，导致我们醒来时，身体依旧处于疲劳状态。另外，睡眠时间也是人体将食物转化为粪便的时间，如果我们是空腹状态睡眠，转化作业会更加顺畅，次日早晨排便也会十分畅快。如果您是空腹无法入睡的人士，那么建议您睡前食用不会给胃肠带来太大负担的粥等食物。

整食法2　**早饭尽量避免固态食物，而是选择饮品或者汤**

　　建议选择饮品或者汤作为早点是为了帮助胃肠延长休息时间。控制摄入固态食物，尽量摄入水分含量大的食物，对排除宿便大有帮助。如果您是难以忍受空腹的人士，我们也建议您在早餐时多摄入不影响排便的粥类。早饭时间多摄入水分及液体，有助于增加排便次数，肠道也会感觉清爽。如果您尝试这种用餐法，那么早上第一次排便会是硬便，第二次排便是水分含量较多的软便。

自我身体疗愈与减肥的关系

我在执笔撰写本书的同时，也招募了体验自我身体疗愈减肥的学员，他们体验了历时3个月的自我身体疗愈与"整食法"。

他们所实践的内容如下。

每周进行2次以上的"20分钟短时长课程"（本书第105页内容）。

- 实施"整食法"。

- 每周进行一次矢上真理惠的线上课程（时长为90分钟）。

- 接受矢上真理惠每个月一次的个人咨询。

- 参加每周一次小组的分享会与矢上裕的问答环节。

3个月后，每一位体验的学员都发生了惊人的变化。一旦身体骨骼的扭曲消除，多余的脂肪也更容易被代谢掉，身体线条比起3个月前清爽了许多，关节也变得柔软，无论是体前屈还是W形坐的程度都有大幅度改善。

我一直在向所有学员强调，不要只在意通过自我身体疗愈进行减肥这件事。因为自我身体疗愈所达到的塑形功效，实际上是在改善疼痛与不适的过程中，自然而然地将体重调整到了它原本的状态。

大家都知道，运用常规的节食减肥方式在减掉脂肪的同时，肌肉量也会被减掉。那么此时再配合运动，更容易诱发身体疾患，骨骼也更加容易发生扭曲，尤其容易导致腰部疼痛、膝盖疼痛、髋关节疼痛，这是因为肌肉力量不足而导致身体发生了代偿。

如前所述，自我身体疗愈的作用之一是帮助我们熟睡，也是在帮助我们健康地瘦身，因此它还有个别名，叫作"熟睡减肥法"。只要睡眠安稳，那么在夜间熟睡期间，我们的代谢就会得到提升，次日的排泄自然也更加顺畅。在专门的减肥计划中，也有不少学员切实感受到了自我身体疗愈对于减肥的正面作用。自我身体疗愈不仅可以轻松减重，而且整个过程都十分健康。

如果您认为自己太胖了，请务必尝试一下通过自我身体疗愈进行减重。

让自我身体疗愈事半功倍的关键

摘掉眼镜、隐形眼镜、手表、项链等身外之物

摘掉这些附加于身体上的配饰，我们的肌肉可以更加容易达到放松的状态。

建议穿上睡衣等宽松的衣服来练习

宽松的衣服可以减少对身体的束缚，有利于身体内代谢产物的排出。

一定要在空腹状态下进行练习（在进行自我身体疗愈练习两小时前结束用餐）

当我们的胃中有食物时，我们的血液便会主要作用于消化这个活动，因此，支撑肌肉运动的血液就不够了。如果不是在空腹状态下进行自我身体疗愈练习，很容易找不到练习后的畅快感觉，也会导致肌肉出现疼痛。

推荐在浴后进行练习

如果我们的身体温暖起来，那么血液与淋巴的运行都会更加顺畅。在寒冷的环境中进行练习，身体会感觉到寒意，因此进行自我身体疗愈练习的环境尽量是温暖的，而且寒冷也会导致肌肉发生疼痛与不适，甚至受伤。

确保练习的时间集中

需要给练习的前后都留有时间余地。

练习的次数与时长需要根据自己的状态进行调整

如果在练习后，您感觉"好像还没有达到放松的感觉"或者是"还想再释放一下压力"，那么可以再练习久一点。本书中所写的练习时间与次数仅供参考，您完全可以根据自己的身体感受来调整自我身体疗愈练习的时长与节奏。

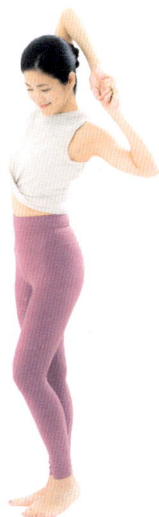

练习的过程中需要保持自然的呼吸，避免屏气（屏住呼吸）

在进行自我身体疗愈练习的过程中，我们需要保持呼吸缓慢而顺畅。"不屏住呼吸"是最为重要的。在体式与体式之间，可以以"呼~""哈~"来进行相应的气息调整，以帮助身心找到放松的状态。只有在放松状态下，我们想要释放的压力部分的血液循环才会顺畅，肌肉僵硬才更容易被消除掉。

注意避免疼痛

在开始练习的时候找到"舒适"的感觉。习惯以后，则需要找到"有一点痛感，但是很舒服"的感觉，一定要注意避免过于疼痛。

如果可以，尽量在夜晚睡觉前进行练习

因为练习后身心都会达到放松的状态，很容易打瞌睡。如果您只能在白天进行练习，建议其后不要有什么重要的安排。

要有觉知，有意识地面对自己身体内部的感觉

我们推行的自我身体疗愈，可以说是"运动着的冥想"。我们在练习过程中，一边运动着身体，一边闭上双眼，将注意力从平时的向外回收至向内，找到向内的觉知。此时，不仅大脑可以得到休息，身体与心灵的压力也会得到释放，因此自我身体疗愈对睡眠格外有帮助。

所有体式都要缓慢地进行

细致地对待我们的身体，不要强迫它做任何体式或者动作。

日常生活中，要有意识地保持身体不歪斜

让我们改善容易产生歪斜的动作吧（详情可参照本书第42页的内容）。

自 我

第2课

马上消除您一直在意的不适感！分部位进行自我身体疗愈练习

　　我们每个人身上都难免有一些令人难以忍受的不适感。在本章，我们介绍的是如何快速着手，通过自我身体疗愈消除这些不适感。此外，本章也会介绍预防僵硬与疼痛的方法，希望大家可以灵活运用！

身体疗愈

释放头部与颈部肌肉的压力，排除血液循环与淋巴循环的障碍！

肩部僵硬、颈部僵硬

肩部僵硬与颈部僵硬最主要的原因是，头部的位置相对于它本来应该在的、身体的中心位置，向前发生了错位。

而为了支撑已经错位的头部，颈部与肩部的肌肉发生了代偿，一直处于被拉扯的、紧张的状态。

而我们的头部发生错位的原因其实很简单，那便是不良体态。

比如，我们日常工作中经常需要面对计算机，在这个过程中，因为头的重量本身就比较重，久而久之很容易发生向前倾斜，那么颈部后侧的肌肉便会被拉拽，形成紧张状态。

久坐的人本身就容易发生血液循环不畅，因此更容易导致颈部与肩部产生僵硬与疼痛。

此外，也有不少人因为长时间浏览智能手机，导致颈部僵直（详情可参考本书第60页）。本来，我们的颈椎应该是舒缓的C字形，但颈椎在长期的不良体态中，变成了僵直的状态，头部更加向前，侧面看起来体态极其不佳。

改善肩部僵硬与颈部僵硬的方式是，缓解肩部与颈部周围肌肉的压力，同时注意在日常生活中保持正确的体态。当然，过度用眼、过度进食、过量饮酒也都是导致这两大问题的原因。因此，我们也要有意识地让我们的双目与内脏器官休息。

坐姿腋下拉伸练习

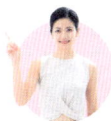

目标 | 找到腋下拉伸的感觉非常重要！

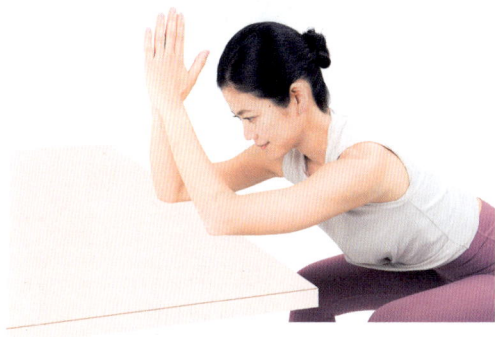

1 将肘部放在桌面上，合掌

合掌，将肘部打开，与肩同宽，放置在桌面上，并将双掌合十。

2 抬起臀部，压低头部

将椅子向后撤（或者抬起臀部），同时将头部压低，此时的身体是舒适的、无压力的。双手向颈部方向拉伸。将肩膀轻轻地左右晃动。

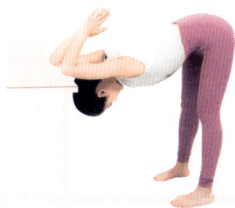

将两只手向颈部方向拉伸

将肩膀向左右两个方向轻轻晃动

轻轻晃动

这种方式也很推荐！
站立进行腋下拉伸也可以。

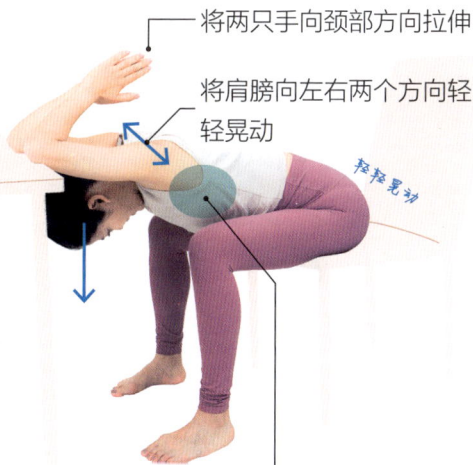

关键点

通过轻轻向左右两侧晃动肩膀，腋下可以更好地找到拉伸感与释放感。

站立腋下拉伸练习

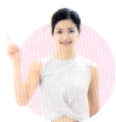

目标 | 释放肩部后方与肩胛骨周围的肌肉压力

1 将双手放在桌面上

双手打开，与肩同宽，放置在桌面上。双脚打开，与肩同宽。

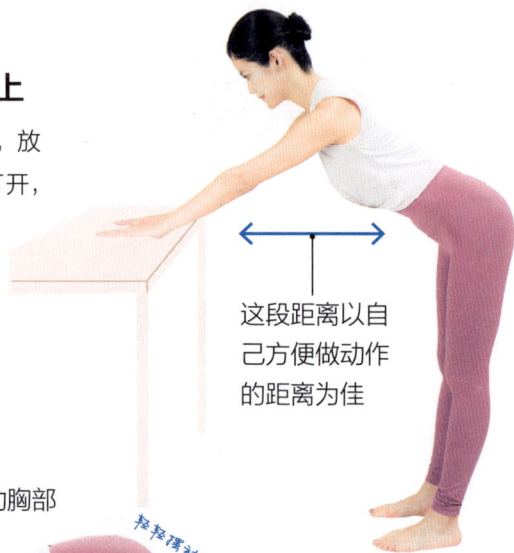

这段距离以自己方便做动作的距离为佳

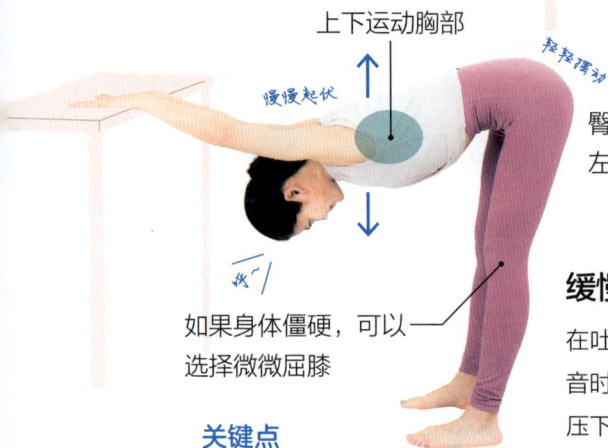

上下运动胸部

慢慢起伏

轻轻摆动

臀部轻柔地向左右两侧摆动

如果身体僵硬，可以选择微微屈膝

放

2 缓慢地将头压低

在吐气发出"呼"的声音时，一边缓慢地将头压下去，一边轻柔地向左右两侧摆动臀部，一边让胸部上下运动。

关键点

找到肩膀与腋下得到拉伸的感觉，并感受到肌肉压力得到释放。

未完待续

接上页

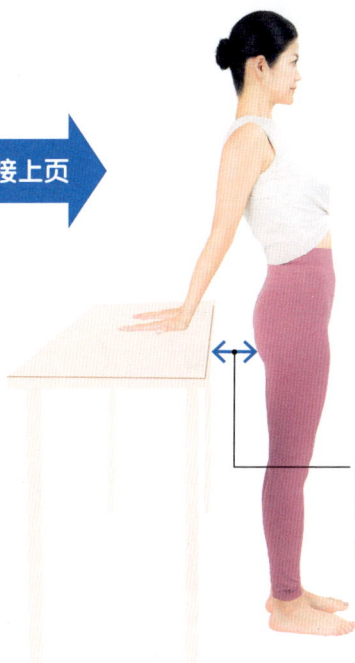

3 身体向后转，中立位站立，双手抵在桌面上

接下来向后转，双脚与双手均打开，均与肩同宽，双手放在桌面上。如果此时您感觉有些吃力，那么可以将双脚与双手打开的幅度略微缩小。

身体距离桌面的距离以自己感觉舒适为准

4 缓慢地蹲下去，并上下运动臀部

在吐气发出"呼~"的声音的同时，缓慢地蹲下去，而后轻轻地上下晃动臀部。小幅度晃动即可，不要勉强自己。

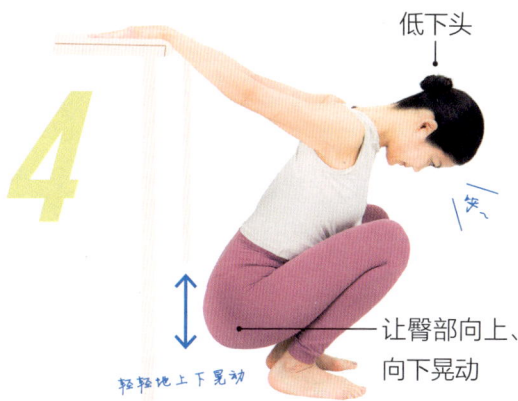

低下头

轻轻地上下晃动

让臀部向上、向下晃动

5 找到自己的节奏，反复练习步骤1~4

关键点

如果是用比较高的桌子辅助练习，或者是将放置在桌面上的两只手之间的宽度缩小，那么我们在练习的时候，更能够找到手腕与肩膀的拉伸感。

僵直颈部拉伸练习

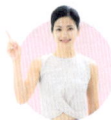

目标 | 让颈部恢复至它本来的 C 字线条

僵直颈部

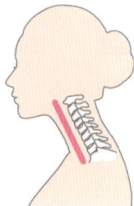

正常的颈部线条是有弧度的，像是书写线条舒缓的英文字母 C

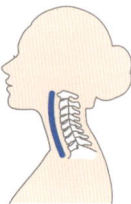

1 将双手托住下巴，拉伸颈部

将双肘并拢，抵在桌面上。打开左右手掌，双手小指侧掌跟处合在一起，将下巴放在双手的中央位置，然后用双手的力量托住下巴并向斜上方拉伸。如果您的双肘无法并拢，那么请尽量缩小它们之间的距离。

如果您感觉不到颈部的拉伸，那么可以在肘部下方放置一些书，以抬高手的位置，帮助你找到拉伸感。

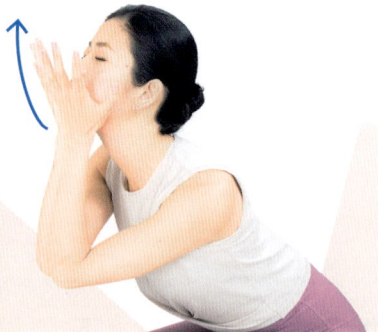

2 缓慢地左右摆动头部

在拉伸颈部后，其压力得到了释放，此时我们再轻轻地左右摆动头部——头部依旧是由手掌托举，如此方可缓解颈部的压力。

关键点

对于紧张而僵硬的颈椎周围肌肉，需要缓慢地、轻柔地摆动方可释放其压力，切忌用力过度。

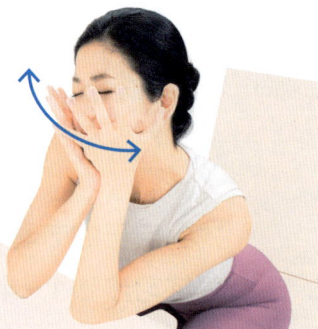

俯卧僵直颈部拉伸练习

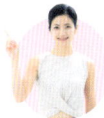

目标｜下巴抵在地板上，拉伸并疗愈喉咙部位

将下巴抵在地板上，拉伸喉咙部位

俯卧在地板上，双手肘部弯曲呈90度，手掌放置于地板上，下巴尽可能地向前拉伸，贴在地板上，如此可以拉伸喉咙部位。

需要不时地将头部缓慢地左右摆动

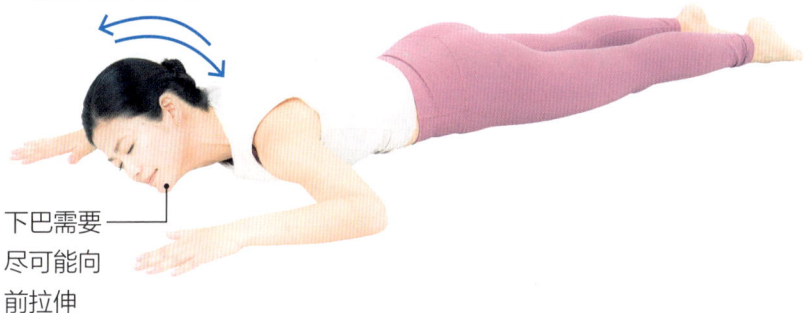

下巴需要尽可能向前拉伸

这种方式也很推荐！

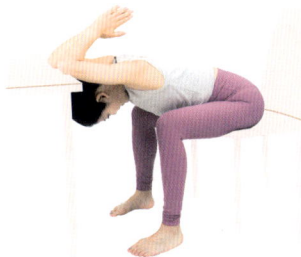

"坐姿腋下拉伸练习"（本书第57页内容）对僵直的颈部也有极佳的治疗效果。

关键在于释放腰大肌与梨状肌的压力

腰痛、坐骨神经痛

有腰痛与坐骨神经痛的人士，多半是由腰大肌僵硬、萎缩导致的，这是因为腰大肌是连接腰部与大腿的肌肉，如果它的力量不足，那么相关联的部位便会发生代偿。久坐、长时间保持同一个姿势和缺乏运动都会导致腰大肌紧张与僵硬，而通过运动，腰大肌是可以重新回到柔软状态的。

如果腰大肌僵硬，那么腹股沟也容易僵硬，分腿、开髋都会比较困难。

此外，在腰痛发作的时候，腰椎下方第3~5节腰椎位置处的肌肉一定是处于僵硬并萎缩的状态。通过第63页的图示我们可以一目了然地了解其原因——这个位置正是腰大肌所在之处。

而坐骨神经痛的最主要原因是梨状肌僵硬。这是因为我们的坐骨神经在梨状肌的下方经过。

因此，腰痛与坐骨神经痛的正确缓解方式便是主要攻克腰大肌与梨状肌的疲劳成疾问题。

此外，存在"塌腰"问题的人士因为腰椎一直承受负担，所以也容易发生腰痛，甚至容易诱发腰椎管狭窄症等更加严重的疾病，因此请务必重视这个问题。

最后要为您介绍的可能是您想不到的一点——便秘也会使腰大肌

处于紧张状态。如果您有这样的问题，一定要改善生活方式、调整饮食习惯。

治疗腰痛及坐骨神经痛

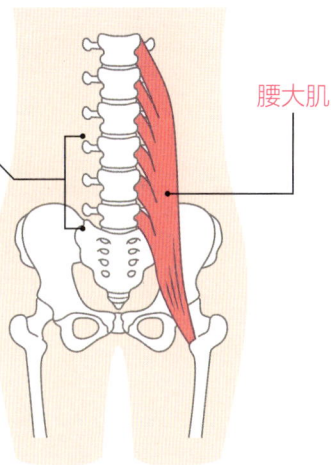

第3、4、5节腰椎

腰大肌

▌腰大肌（身体正面展示图）

腰大肌位于脊柱腰部两侧。如果此处肌肉萎缩，容易使腰部疼痛。

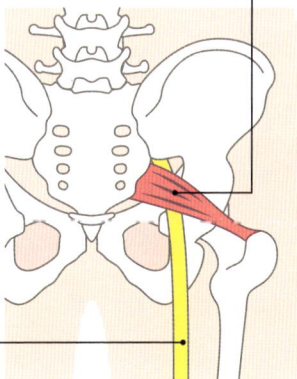

梨状肌

▌梨状肌（身体背面展示图）

梨状肌如果变得僵硬和萎缩，非常容易引发坐骨神经痛。

坐骨神经

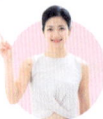

腰痛、坐骨神经痛

释放梨状肌压力练习

目标 | 释放梨状肌的紧张与压力,放松骶髂关节

关键点

这一系列动作有一些复杂。在熟练掌握前,建议您一边学习动作一边进行练习。另外,特别推荐有痛经及经前期综合征的人士进行本部分内容的练习。

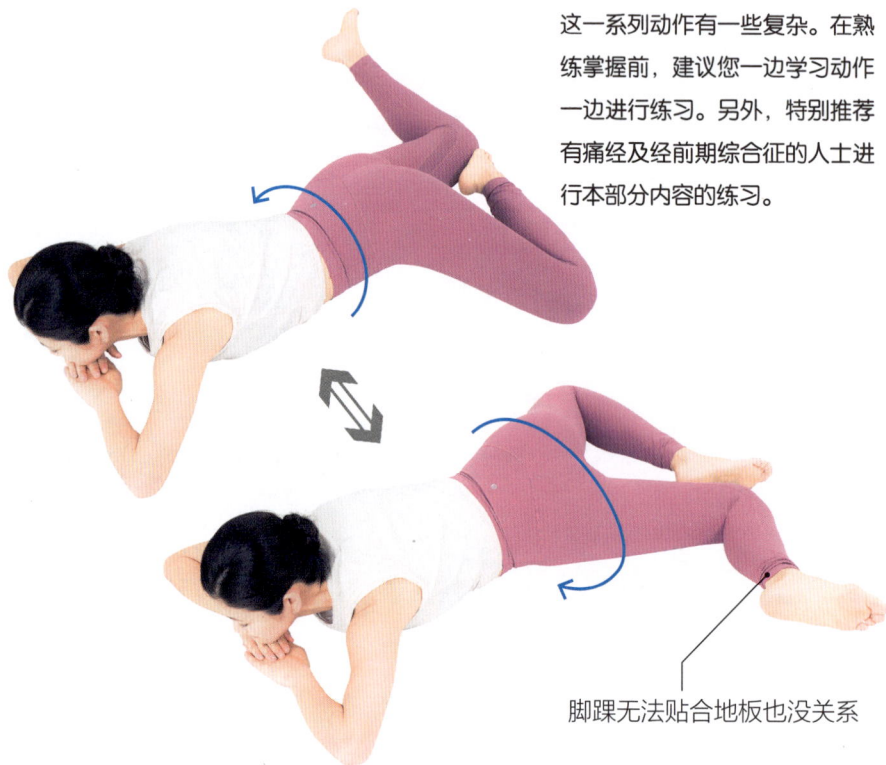

脚踝无法贴合地板也没关系

1 缓慢将脚向左右两侧摆动

俯卧在地板上,双手交叠,放在下巴下方。大腿打开,弯曲膝盖,而后像钟摆一样将弯曲的双腿向左右两侧缓慢地摆动(根据自己的身体状况与节奏,需重复该动作)。

未完待续 ➡

2 面向左侧，同时左膝盖向外侧弯曲

接下来，双腿回归至中正位置。面部向左，右腿膝盖保持伸直状态，将左腿膝盖向外侧打开。尽量将左腿膝盖打开至与腰部高度齐平的位置。左臂弯曲约呈90度，手掌放在地板上，右臂伸直放在体侧。

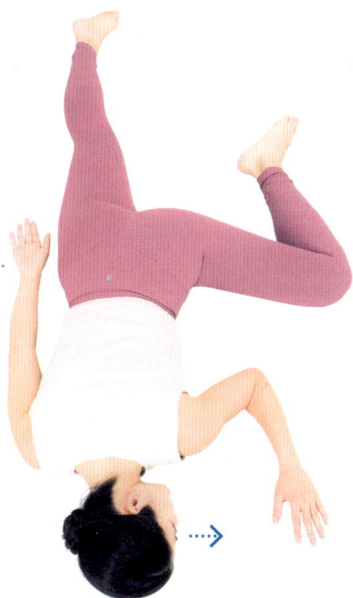

····>

以放松右侧骶髂关节的感觉摆动身体

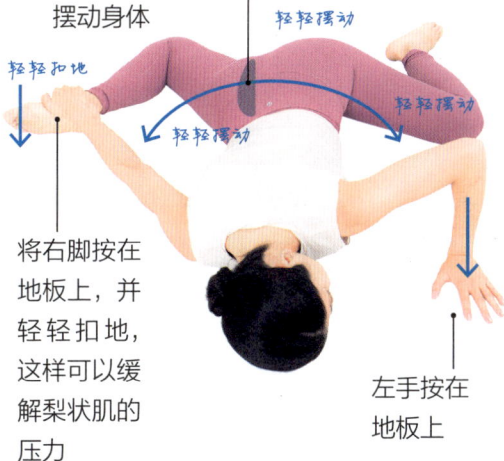

轻轻摆动

轻轻扣地

轻轻摆动

轻轻摆动

将右脚按在地板上，并轻轻扣地，这样可以缓解梨状肌的压力

左手按在地板上

邮电

3 抓握右脚脚踝，并进行轻柔摆动

左手手掌按压在地板上，而后弯曲右腿膝盖，右手抓握住右脚的脚踝，缓慢地将右腿向外侧打开。以两手臂的反方向作用力，轻柔地对身体进行左右摆动——此动作可以充分放松右侧骶髂关节。（※膝盖与髋关节疼痛的人士请慎重进行此动作。）

4 另一侧同理，将该动作再进行一次

矫正导致坐骨神经痛的扭曲练习

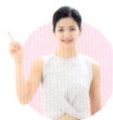

目标 | 放松腹股沟部位，促进血液循环与淋巴循环

1 将左脚外脚踝放在右侧大腿上

仰卧在地板上，弯曲右膝，立于地板上，将左脚外脚踝搭放在右侧大腿上。

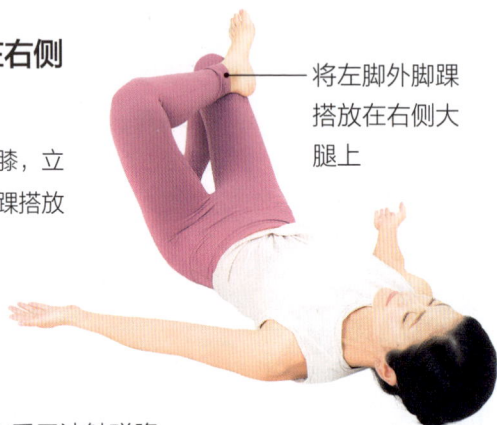

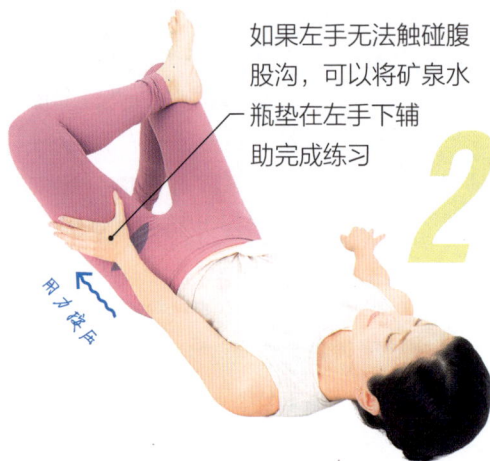

将左脚外脚踝搭放在右侧大腿上

如果左手无法触碰腹股沟，可以将矿泉水瓶垫在左手下辅助完成练习

用力按压

2 左手按压左侧的髋关节

左手放在左腿靠近大腿根的位置，向前按压。当有"已经到极限了，无法再打开了"的感觉时，证明左侧髋关节已经得到了深度的按摩，此时可以再加上一点点震动。

关键点

当髋关节受到一点点震动的时候，腰部也会获得放松的感觉，这是最佳的！

3 另一侧也同理进行练习

矫正导致腰痛的扭曲练习

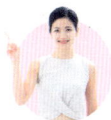

目标 | 缓解腰大肌的紧张，消除脊柱与骨盆的扭曲

1 用毛巾勾住右脚，同时将右脚向上抬起

用长一点的毛巾勾住右脚的脚掌，右手抓住毛巾，同时向上抬起右脚。

右脚与地板呈90度为理想状态。如果您的身体僵硬，那么抬起至可接受的最大程度即可。

关键点

如果身体柔软，也不要将右脚抬起太大角度。因为如果超过90度，对骨盆是没有矫正效果的。

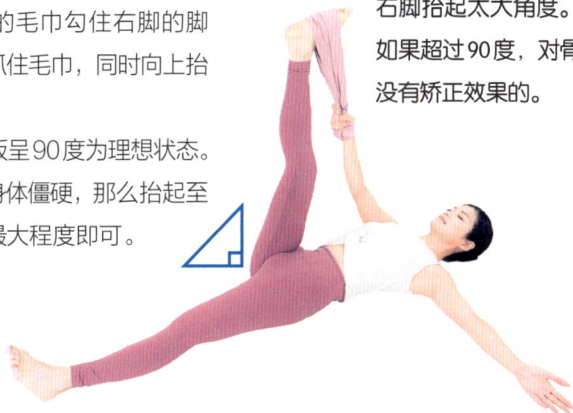

2 将右脚缓慢地向外侧打开

一边向上拉伸左侧手臂，一边缓慢地将右脚向外侧打开（※注意避免过于勉强自己的身体，以能做到的最大程度为宜）。

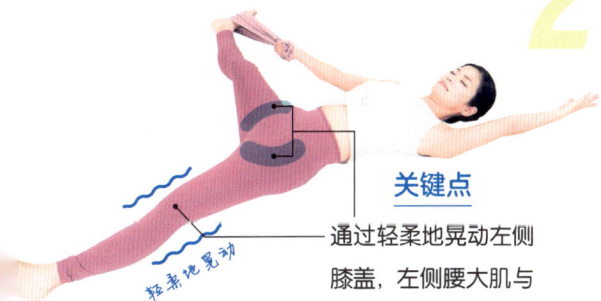

关键点

通过轻柔地晃动左侧膝盖，左侧腰大肌与右侧髋关节都可以得到放松。

轻柔地晃动

上下晃动左侧膝盖

未完待续

矫正导致腰痛的扭曲练习

接上页

3 按住左侧腹股沟，并晃动左侧膝盖

用左手按住腹股沟位置，轻轻地上下晃动左侧膝盖，可以听到膝盖"咚咚咚"地拍打地板的声音。

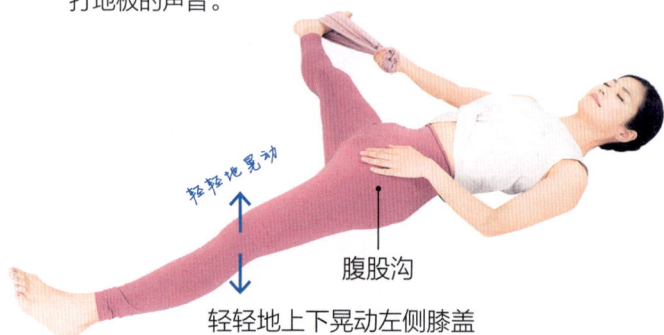

轻轻地晃动

腹股沟

轻轻地上下晃动左侧膝盖

4 上半身向右倒，用毛巾给右脚脚底充分的按压力量

上半身向右侧倒过去，两只手抓住毛巾，给右脚脚底充分的按压力量。

尽量伸直右腿，用毛巾给予足底按压的力量。找到将脚后跟蹬出去的感觉

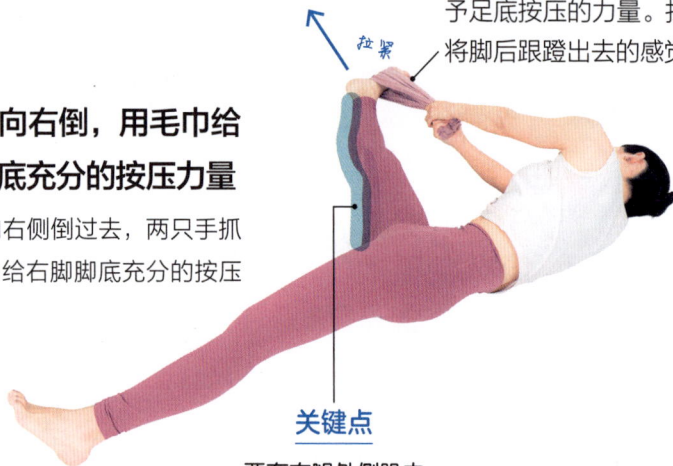

拉紧

关键点

要有右腿外侧肌肉发力的感觉。

未完待续

接上页

5

将右腿转回至足底朝向天花板的位置

右手松开毛巾，身体回归正面，面对天花板。左手依旧抓住毛巾，缓慢地将右腿拉至足底朝向天花板的位置。

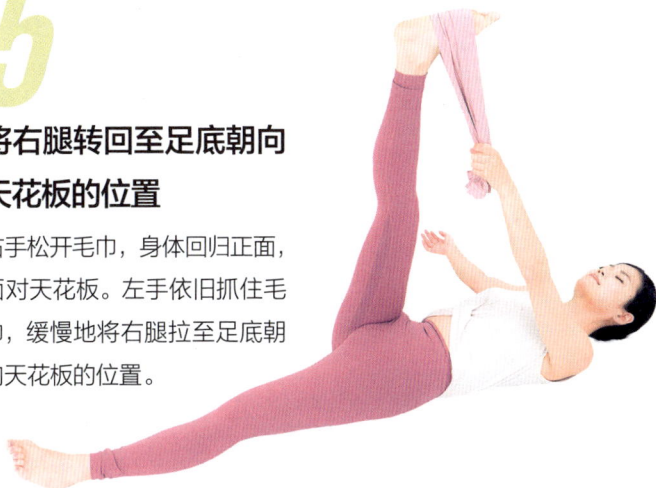

6

脸朝向右侧，右脚向左侧倒压下去

面部朝向右侧，右腿缓慢地用10秒左右的时间向左侧倒压下去，而后轻柔地上下摆动右腿。

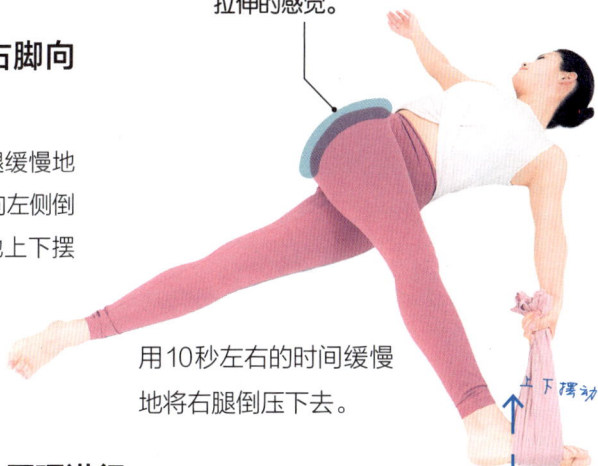

关键点

要找到右侧臀部被拉伸的感觉。

用10秒左右的时间缓慢地将右腿倒压下去。

上下摆动

脚以先贴在地板上，再离开地板的方式上下摆动

7

另一侧也同理进行练习

塌腰治疗法①
塌腰弹动练习

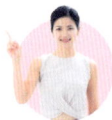

目标 | 通过将腰部弓曲，缓解腰部紧张

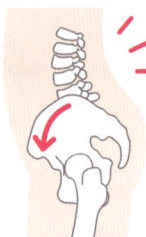

有塌腰问题的人士，腰部这一带会呈现紧张状态。

将双手手掌放在地板上，将腰部弓起来

双脚脚尖稍稍向外侧打开，将腰部弓起来，并将双手放在地板上。

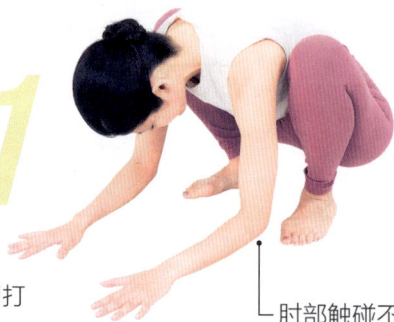

肘部触碰不到地板也没有关系

臀部上下摆动，宛若弹动般的感觉

上下摆动臀部，找到弹动般的感觉，反复数次。

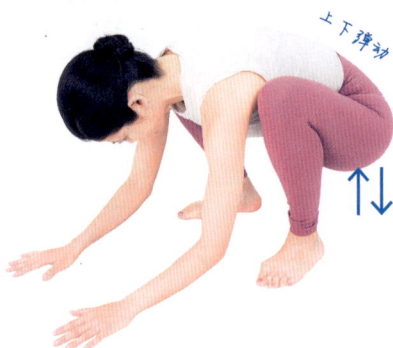

上下弹动

关键点

弓曲腰部的状态可以给予腰部刺激，从而缓解腰部紧张。

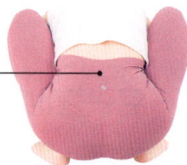

塌腰治疗法②
毛巾辅助治疗练习

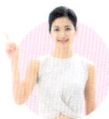

目标 | 令向前倾斜的骨盆回归到正确位置

1 将毛巾抵在腰部后方位置

将毛巾抵在塌腰的位置上，双手抓住毛巾两端，给予相应的拉拽力，吸气。

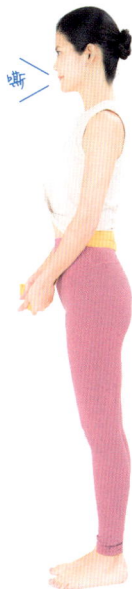

嘶

两手抓住毛巾两端，向斜下方拉拽

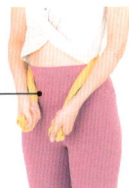

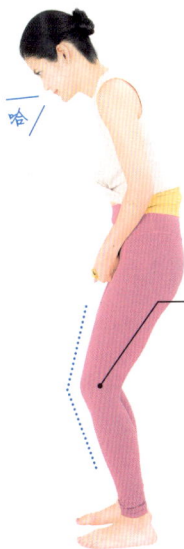

哈

稍稍弯曲膝盖

2 毛巾抵在后侧的同时，弓腰并进行深呼吸

深深地吐气，同时腹部用力，向后抵住腰部后侧的毛巾，弯曲腰部。

3 反复进行此动作3~4次

调整身体的扭曲状态，配合整食法，并保证充足的睡眠都非常重要

便秘

在进行自我身体疗愈的过程中，为了让大肠运作良好，我们推荐的方式是按摩腹部，直接给予肠道刺激。

按摩或者说给予肠道刺激的顺序是，从接近小肠部位的升结肠向降结肠的方向进行。这样做会帮助肠道中的粪便向肛门方向行进。

同时，很多人不知道的是，其实骨盆的扭曲也是导致便秘产生的原因之一。

我们体内的大肠正如第73页图片所示的那样，从骨盆的右侧开始向上，而后再向左的方向排布在腹部之中，骨盆周围的肌肉如果发生僵硬，那么大肠的蠕动也会变得迟缓。因此，释放腰大肌的压力，同样是缓解便秘非常重要的一环。

在按摩的同时进行整食法，效果会更好。通过空腹入睡，可以让睡觉时形成大便的过程更加顺利，第二天能轻松排便。

此外，如果我们可以保证规律的作息，每天都在差不多同样的时间入睡、起床、进餐，那么这样的规律生活对于肠道蠕动来说也是十分重要的。因此，我们一定要重视规律的作息。

升结肠、降结肠刺激练习

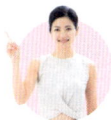

目标｜ 通过自身重量按压腹部，给予肠道刺激

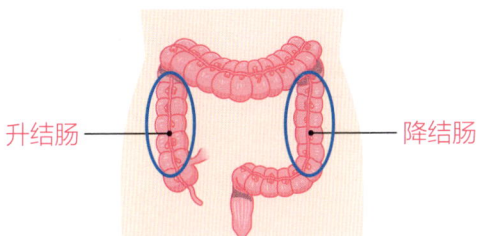

升结肠 ——— 降结肠

1 前后晃动身体，按压右下腹部

俯卧在地板上，抬起上半身。右腿向后伸直，左腿向外打开，并弯曲膝盖，将膝盖向身体方向提升至约与骨盆同高的位置。在此状态下，将身体轻轻地前后晃动（腹部无法贴合在地板上也没关系）。

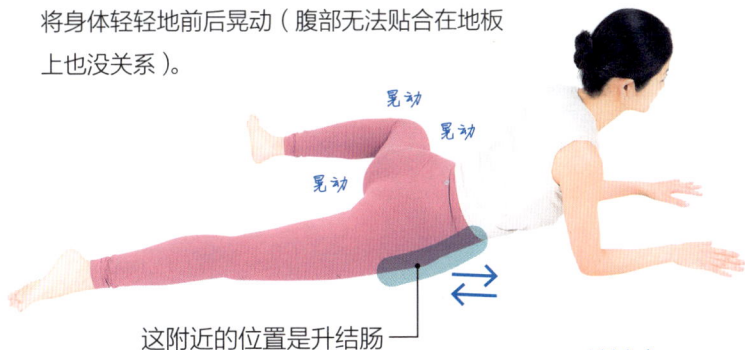

晃动

晃动

晃动

这附近的位置是升结肠

2 左侧也同理进行

关键点

晃动身体可以给予升结肠温和的按摩刺激。

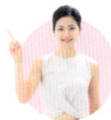

便秘

腹部扭转练习

目标｜给予肠道刺激，促进肠道蠕动

1 身体呈四点支撑姿势

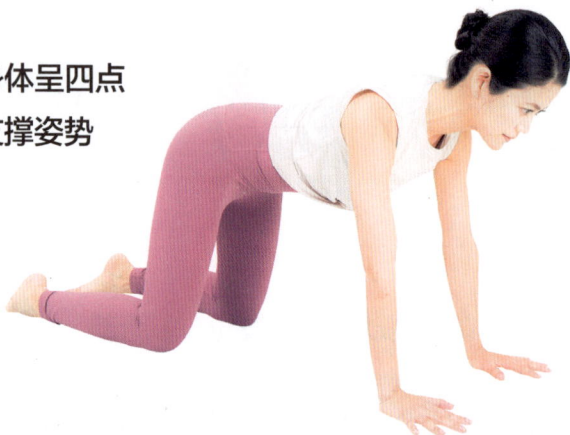

2 弯曲左膝

将左腿向前，弯曲左侧膝盖（※如果身体僵硬，在能做到的范围内进行即可）。右腿向后伸直。

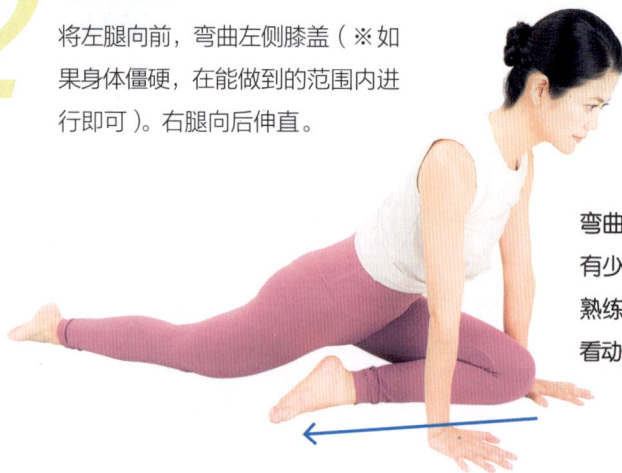

关键点

弯曲左侧膝盖的动作有少许复杂，可以在熟练掌握前，一边观看动作一边进行练习。

未完待续

接上页

将上半身向左侧扭转，按摩右下腹

3

右手捏住右下腹的位置，将身体向左侧转动，以手掌的力度轻轻地按摩右下腹。如果身体僵硬，可以柔和缓慢地扭转身体，不要强迫身体进行练习。

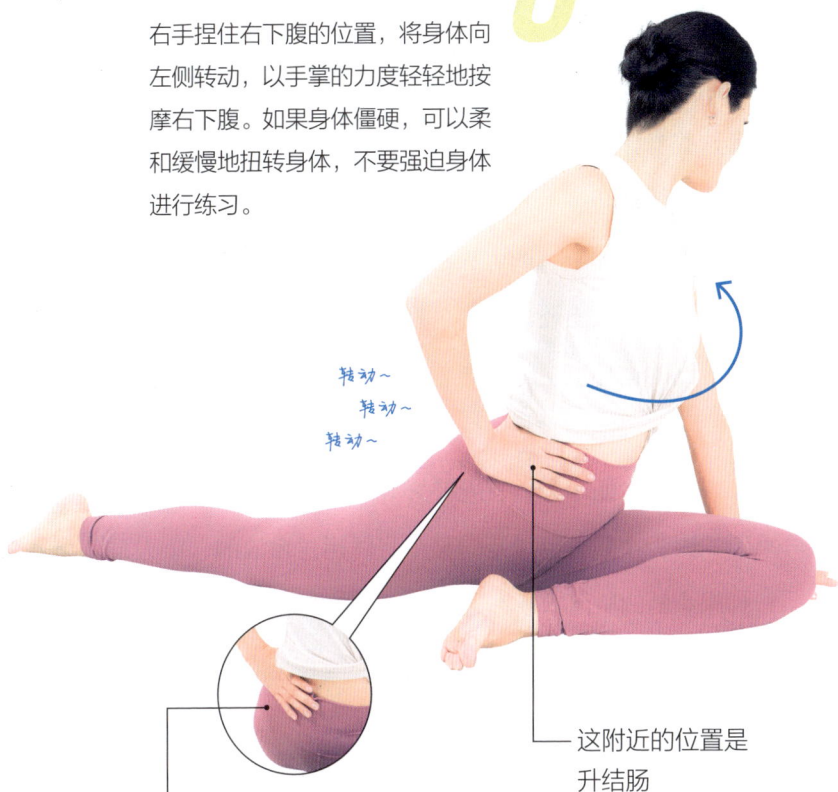

转动~
转动~
转动~

这附近的位置是升结肠

关键点

按摩可以促进肠道的"蠕动运动"（反复地重复收缩、放松动作，可以促进肠道内的消化物向体外排泄）。

4 **左侧也同理进行**

通过运用自身重量，给予下半身刺激，促进血液循环

怕冷、水肿

苦恼于怕冷的人士，会因为全身的血液循环不畅，导致手指尖与脚趾尖这些身体神经末梢位置冰冷，并且身体的肌肉含量较低，导致肌肉无法高效运转。

在我们的身体中，产生热量的主要部位便是肌肉了。

此外，怕冷人士还非常容易发生水肿，这是因为寒冷会导致肌肉僵硬，淋巴的循环也会随之变差，体内的代谢产物与水分便容易发生滞留。

如果因怕冷而水肿，首先要好好地锻炼小腿上的肌肉，这一点十分重要。因为小腿可以说是向整个身体运送血液的"压力泵"。

如果小腿的肌肉力量不足，那么手指尖与脚趾尖都容易变得冰冷。

我们可以通过向小腿施加压力，刺激脚踝、脚趾和足底穴位的方式，促动血液向身体神经末梢流动，从而缓解怕冷与水肿症状。

踩踏练习

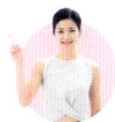

目标 | 通过刺激小腿，强化其向全身输送血液的功能

1 身体呈四点支撑姿势

双手与双脚打开，与髋部同宽。

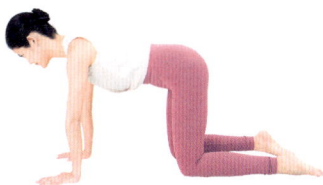

2 一边吸气，一边直膝，将臀部向天花板方向抬起

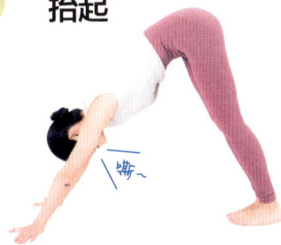

小腿及腘绳肌均可得到拉伸

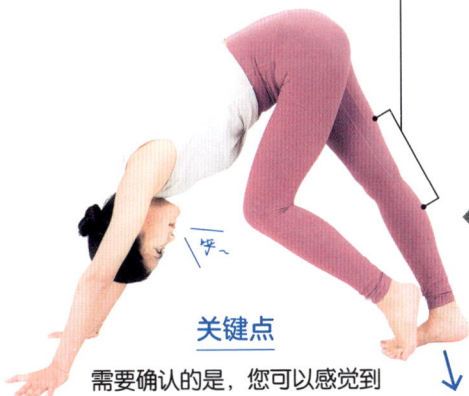

3 一边吐气，一边交替踩踏双脚

交互弯曲左右两侧膝盖，并随之踩踏双脚。每一侧持续约5秒后，再进行另一侧的踩踏。

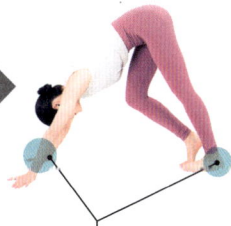

关键点

需要确认的是，您可以感觉到腿内侧的肌肉有非常舒适的拉伸感。

在左脚踩踏的时候，对角线上的右手按压住地板

促进脚踝血液循环的练习

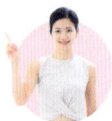

目标 | 利用自身重量，消除血管与淋巴堵塞

1 将毛巾围绕在腰部后侧，双腿打开下蹲

将毛巾围绕在腰部后侧，双手抓住毛巾两端。而后将双腿打开，下蹲，且提起脚跟，以足尖蹲立。

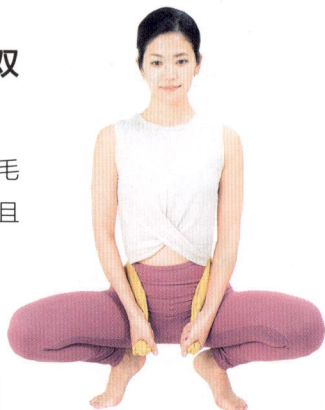

这种方式也很推荐！

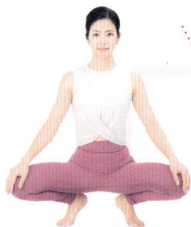

如果没有毛巾，可以将双手放在膝盖上，这样会帮助身体保持稳定。

2 保持蹲立姿势，臀部上下弹动

以约1厘米的幅度上下弹动臀部（※膝盖或者脚踝有疼痛感的人士请慎重练习此动作）。根据自身情况反复练习数次。

弹动的部位不是膝盖，而是臀部

弹动

关键点

通过在小腿与脚踝施加自身的体重，可以消除血管与淋巴堵塞。

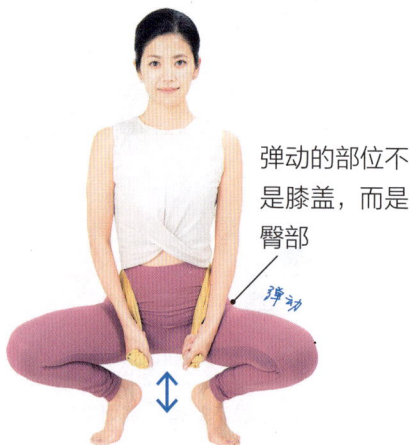

以1厘米左右的幅度上下弹动

释放跟腱压力练习

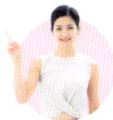

目标 | 给予脚踝穴位刺激，消除水肿

三阴交穴的位置在这里！

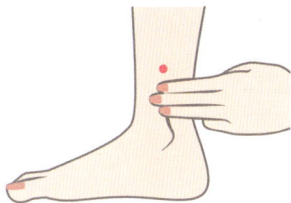

在内侧脚踝最高的位置上约四根手指的宽度，胫骨后缘所在的位置便是三阴交穴。按摩此穴位可以促进消化器官、肝脏、肾脏的运转。

1 稍微抬起臀部并向脚踝施加压力

在跪坐状态下，将两侧小腿向外稍稍打开（即呈W形坐姿），双手握住双脚跟腱。将臀部略微上抬，利用自身重量向脚踝外侧施加扭拽般的压力，以刺激三阴交穴。

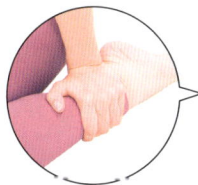

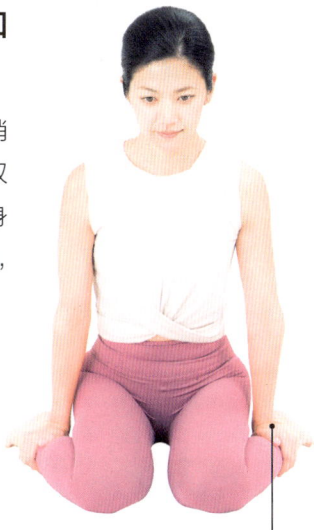

2 再次回归至W形坐姿

持续一会儿后，感受脚踝压力得到释放。

如果感觉双手无法同时握住双脚跟腱，那么可以一只手先握住跟腱，施压后再换另一只手进行这个练习

按压脚趾练习

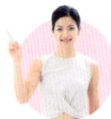

目标 | 利用自身重量，给足尖刺激，促进血液循环

1 跪坐坐姿

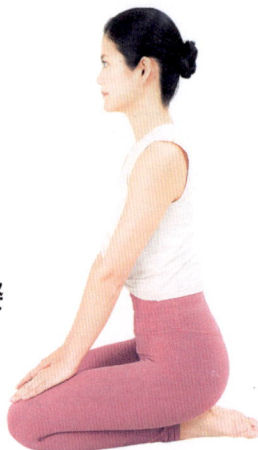

2 踮起脚尖，将臀部压放在脚跟上

身体重量放置于臀部，臀部压坐在脚跟上，即向足尖施加整个身体的重量。

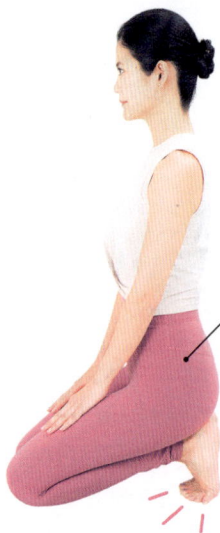

关键点

将身体重量施加在臀部方向，会给予身体更多的刺激。

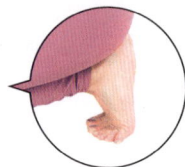

用自身的体重给予足尖刺激。此时如果感到足尖疼痛，那么说明您可能有血液循环不畅，从而出现怕冷症状。

按摩涌泉练习

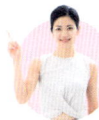

目标 | 代谢掉身体内不需要的水分，消除水肿

涌泉穴在这个位置！

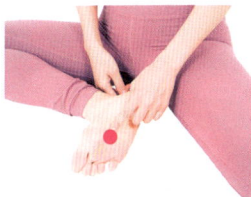

蜷足时，足前部凹陷处中央位置（约在足底第2、3跖趾缝纹头端与足跟连线的前1/3与后2/3交点上）。这个穴位不仅对治疗怕冷症状有效，而且对治疗失眠、消除疲劳也有效。

1 用左脚脚跟踩按涌泉穴

用左脚的脚跟踩按右脚的涌泉穴，借助自身体重进行按摩。

下边脚的脚趾尖与上边脚的脚趾尖朝向同一方向

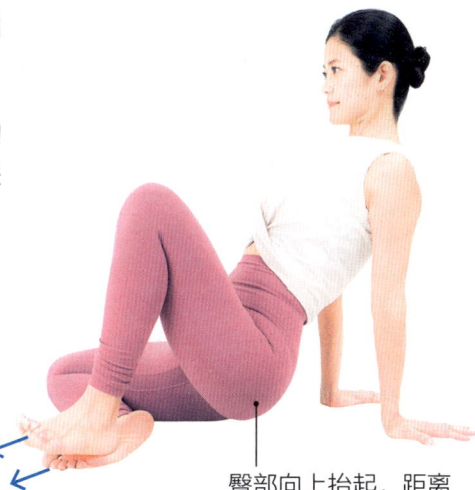

臀部向上抬起，距离地板约10厘米

2 另一侧同理进行练习

缓解肩胛骨与胸部、腰大肌的紧张

驼背、呼吸浅

所谓驼背，其实指的是背部变得弓起来并成为固定常态的体态。长期的"驼背"体态会导致肌肉紧张，同时伴随着胸廓与内脏下垂问题。

驼背人士的腰大肌（详情见本书第41页）无力且紧张，而在紧张的腰大肌的拉拽下，脊背形成弯曲状态，肩胛骨和胸部周围都会呈现紧绷且僵硬状态。

再加上颈部向前倾斜，导致脊背更加容易呈现弯曲状态，从而导致肩胛骨周围的肌肉被迫呈紧张状态，胸部周围的肌肉便更加紧绷、僵硬。

随着肌肉的异常，内脏也呈现下垂状态，这与人体骨骼整体的扭曲息息相关。

驼背的体态看似令人放松，实际上是非常容易给身体造成负担的不良体态。

此外，因为驼背人士的肋骨总是向下的状态，所以胸廓也呈现紧张状态，导致呼吸变得轻而且浅，膈肌自然也无法得到充分的运动。因此，身体经常处于缺氧状态，血液循环也不好。

所谓"正确体态"，是胸廓向上，而肩膀向下的状态。我们要一直有意识地保持这种状态，方可从根本上纠正驼背的不良体态。

腋下拉伸练习

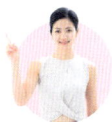

目标 | 舒畅地拉伸腋下，消除胸廓的下垂

1 身体呈跪姿，而后拉伸手臂，双前臂和肘部与额头压在地板上

一边吐气，一边向前拉伸手臂，将双前臂和肘部压在地板上，同时额头也压在地板上。

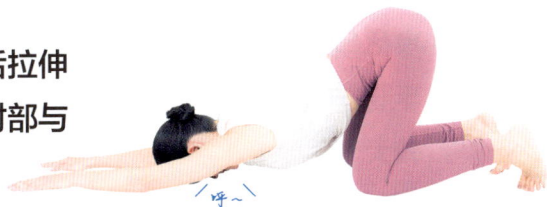

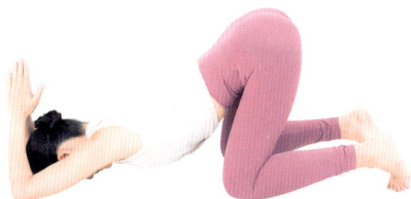

呼~

2 双手合掌，并向后背方向拉伸

肘部弯曲，双手在头上合掌。需要保证额头依旧压在地板上。

3 双手合掌，向头部后方推送

长长地吐气后，胸腔向地板方向努力贴合（※肩膀疼痛人士在自己可承受的范围内进行练习即可），双手向头部后方推送。

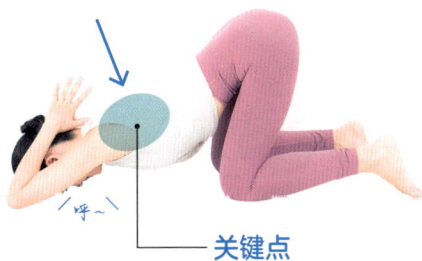

呼~

关键点

要感受腋下的拉伸，肩部与后背的僵硬都得到了缓解。

扩胸练习

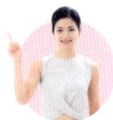

目标｜缓解肩胛骨周围的紧张，并令胸部得到扩展

1 身体呈四点支撑姿势，手臂与腿的打开幅度较大

双膝比髋部略宽，跪于地板上；双臂大幅度展开，大臂与小臂约呈垂直状态，双手指尖朝向内侧，整个身体呈较宽的四点支撑姿势。

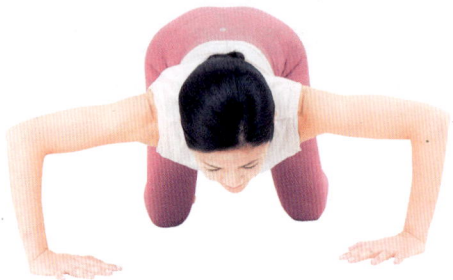

关键点

觉知到后背该位置的压力得到释放。

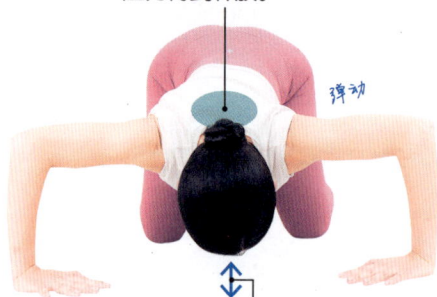

弹动

上下弹动幅度约1厘米

2 胸腔展开，同时额头轻轻上下弹动

胸腔保持打开状态，头部进行上下约1厘米幅度的轻轻弹动（※颈部与肩膀疼痛人士在自己可承受的范围内进行练习即可）。

驼背、呼吸浅

腋下拉伸与背部拉伸练习

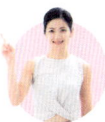

目标 | 放松胸部周围的肌肉，并令呼吸肌得到放松

1

在俯卧的状态下，右手手臂向上伸直，同时右手手掌朝向天花板，右侧脸颊贴在地板上，左手按压地板

身体呈俯卧状态，弯曲左侧膝盖，左手按在地板上，同时将身体轻轻地左右摆动。

关键点

因为该练习动作有些复杂，所以建议在开始练习前先查看视频并了解动作的关键。要找到贴合在地板上的一侧腋下拉伸的感觉，以及肩胛骨外侧压力得到缓解的感觉。

摆动

伸直手臂的手掌朝向天花板

另一只手按压地板

膝盖贴合在地板上

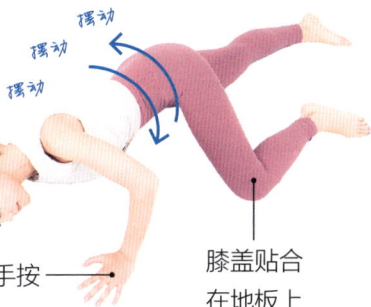

摆动

2

右手臂向左侧伸直，左手抓住右侧前臂，腹部贴在地板上，身体向左右轻轻摆动

关键点

地板一侧的肩膀与手腕根部的紧张，是借助自身重量按压而得到缓解的。

3

另一侧同理进行练习

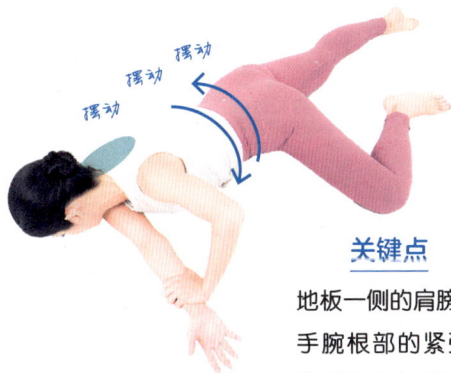

驼背、呼吸浅

转动胸廓练习

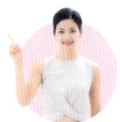

目标 | 缓解身体和胸部周围肌肉的紧张

1 俯卧在地板上，且右侧脸颊贴在地板上

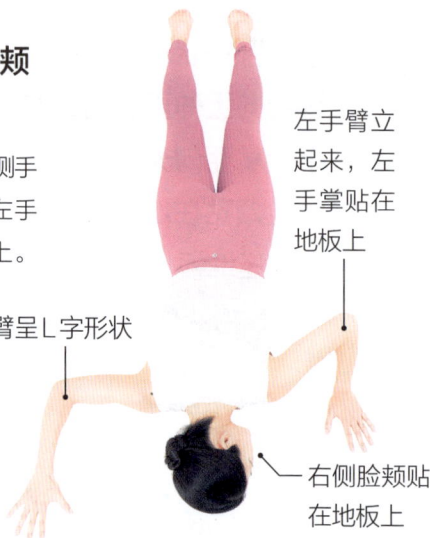

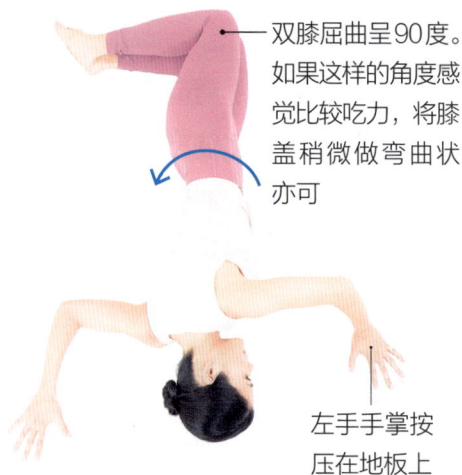

右侧脸颊贴在地板上以后，将右侧手臂弯曲呈L形，并贴在地板上。左手臂立起来，左手手掌按压在地板上。

左手臂立起来，左手掌贴在地板上

右手手臂呈 L 字形状

右侧脸颊贴在地板上

关键点

因为该系列练习动作有些复杂，所以建议在熟练掌握之前，一边观看视频，一边进行练习。

双膝屈曲呈90度。如果这样的角度感觉比较吃力，将膝盖稍微做弯曲状亦可

2 双膝并拢，并屈曲呈90度，双膝在并拢状态下倒向右侧

在俯卧的状态下，双腿并拢，并屈曲呈90度。保持左手手掌按压在地板上。双膝在并拢状态下倒向右侧。

左手手掌按压在地板上

未完待续

接上页

3 身体向左右轻轻摆动，缓解胸廓周围的压力

左手手掌按压地板，身体轻轻地向左右摆动（※肩部感到疼痛的人士在身体可承受的幅度范围内进行练习即可）。

摆动

摆动

摆动

关键点

一边找到胸廓附近肌肉的拉伸感，一边进行练习。

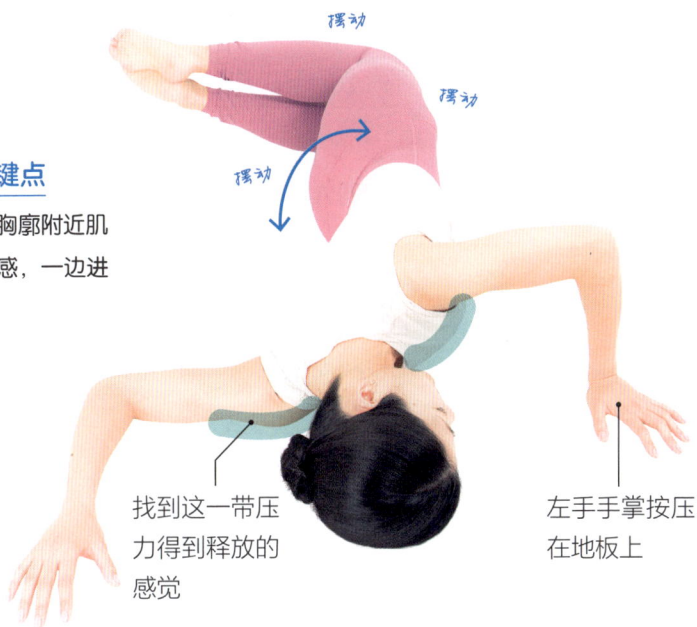

找到这一带压力得到释放的感觉

左手手掌按压在地板上

4 另一侧同埋进行练习

通过以手指按压穴位以及释放颈部肌肉的压力，促进眼部血液循环

眼部疲劳

您有没有觉得早上的眼睛非常明亮，能看得比较清楚，而到了晚间，视线开始变得模糊，看东西变得吃力呢？

眼部周围的肌肉具有调节视力的功能，一旦它们发生疲劳，便会导致相应的肌肉僵硬，从而发生上述状况。

自我身体疗愈针对眼部疲劳的解决法则是，通过用手指按压我们的眼睛和颈部的相应穴位，缓解颈部肌肉的僵硬。

尤其是在我们对颈部后侧的穴位进行按摩的时候，那种舒缓的感觉能够渗透到眼睛的深层部位。

这是因为清除第1节与第2节颈椎之间的瘀堵后，可以缓解睫状肌的紧张状态，而睫状肌的主要功能便是调节眼睛的对焦功能。

在自我身体疗愈的体系中，我们建议大家在日常生活中，尽量不依赖于眼镜、隐形眼镜、老花镜等，而是在裸眼状态下生活。这是因为我们可以通过自我身体疗愈的方式缓解眼部紧张状态。通过放松调节视力的肌肉，我们不仅可以使双眼得到放松，甚至可以改善视力；同时通过锻炼眼睛肌肉的收缩力，可以预防视力低下等问题的发生。

此外，如果在夜里休息时也是以裸眼状态度过，那么次日眼部的疲劳也会得到缓解。

按摩眼部疲劳穴位练习

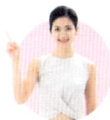

目标丨睫状肌负责调节眼睛对焦，首先要缓解其紧张

上眼窝在这个位置！

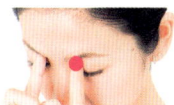

上眼窝位于图中食指所在的位置。这也是眼球嵌入头盖骨的凹陷处。

1 用拇指轻柔地对上眼窝进行指压

双手八指交叉，以双手的大拇指按压左右两处上眼窝，一边吐气一边放松颈部，头部的重量用拇指来支撑，轻轻地对上眼窝进行指压按摩。

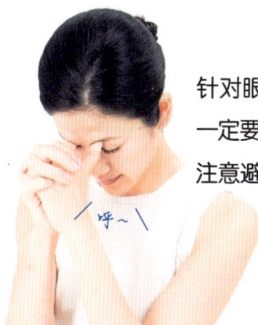

关键点

针对眼部的指压按摩，一定要温和地进行，并注意避免按压到眼球。

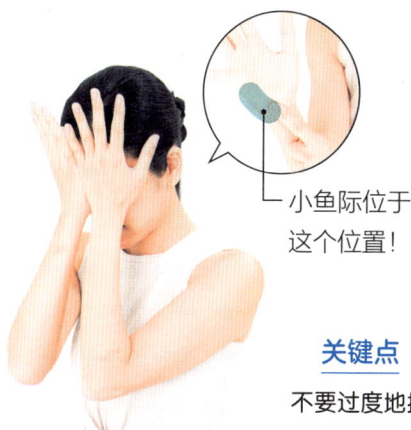

呼~

2 用小鱼际轻轻地按压眼球

张开手掌，将手掌的小鱼际放在眼睑位置，一边吐气一边放松颈部，头部的重量用手掌来支撑，温和地按压眼球。

小鱼际位于这个位置！

关键点

不要过度地按压眼球。

按摩颈后凹陷练习

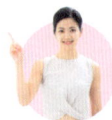

目标 | 通过按摩对眼部有益的穴位，让眼睛的疲劳从深层次得到释放

颈后凹陷在这里！

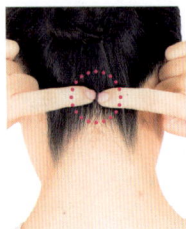

在头部后方，发际线正中间的位置，有一处凹陷的部分——此位置的穴位叫作哑门穴，同时这个位置也是"气"容易产生瘀堵之处。手指按压哑门穴，可以帮助我们消除眼部疲劳，甚至缓解头痛。

双手中指按摩颈后凹陷

一边吐气，一边用双手的中指温和地按摩哑门穴。

用双手中指进行按摩

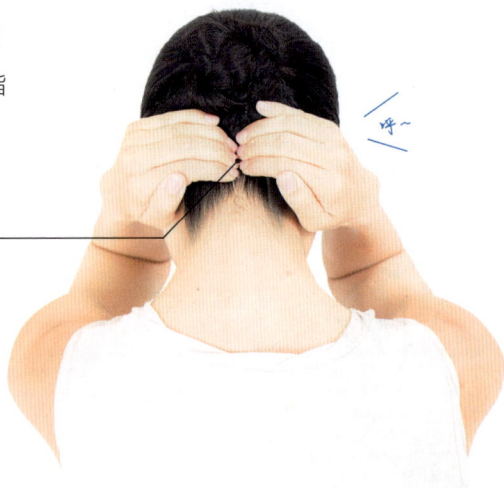

关键点

如果缓解颈后凹陷压力，头部后方的瘀堵也会得到疏通，血液循环会变得通畅；同时，整个头部都会觉得清爽。

颈部僵硬释压练习

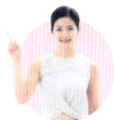

目标 | 释放和眼部息息相关的第1节与第2节颈椎的压力

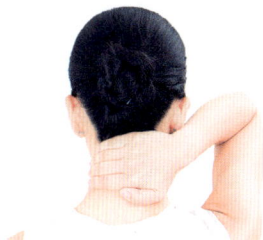

1 将右手放在颈部后侧

2 左手从外侧抓住右侧肘部

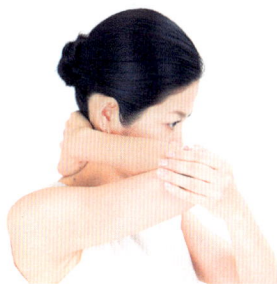

关键点

右手抓住颈部后侧，想象放松颈椎，然后进行练习。

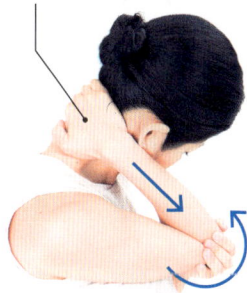

扭转后，保持约15秒的静止时间

3 左手向正中间、向下按压右侧肘部，同时低头

在右手抓握作用下，颈部向左下方扭转，静止持续约15秒。此后，可以感觉到颈部的不适感得到缓解。

4 另一侧同理进行练习

矫正骨盆与释放骶髂关节压力是关键

经期问题、妊娠问题、产后问题、更年期综合征

实际上，我们注意到，那些存在女性特有困扰与不适的人士，在身材方面有诸多相似的情况。

比如总会有以下身材问题：驼背、塌腰、小腹凸出、臀部扁平下垂、下半身过胖、O型腿或X型腿。而这些身材问题的共同点便是骨盆不对称。

众所周知，骨盆的两大骨骼是骶骨与髂骨。对于女性而言，连接这两大骨骼的关节"骶髂关节"大约以28天为一个周期，进行一次打开和关闭。女性的骶髂关节周而复始地重复着此状态。正常而言，骶髂关节在排卵期至生理期期间逐渐打开，生理期结束后至下一次排卵期期间逐渐闭合。如果骨盆发生扭曲，那么骶髂关节的开合便会出现问题，也因此容易导致痛经、月经不调等不适发生。这些状况说明，在日常生活中，我们需要有意识地释放骶髂关节的压力。而如果要保护骶髂关节，首先要缓解腰大肌的压力，才能帮助关节更加顺利地工作与运转。

但是，因为经期期间和经期刚过去的这段时间，骶髂关节处于打开的状态。在此期间如果运动，骨盆反而更容易产生错位的问题，因此需要我们格外注意。

骶髂关节开合出现问题，容易导致痛经与月经不调

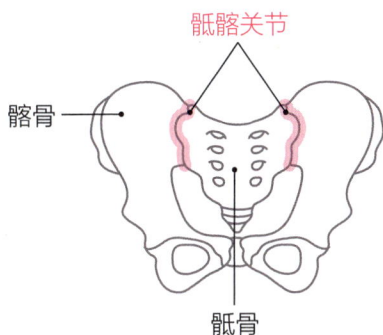

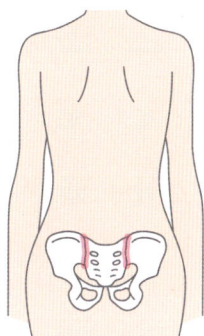

骶髂关节

髂骨

骶骨

从人体背面看，骶髂关节的位置在这附近

　　如果左右侧骨盆不对称，还容易导致分娩时难产，以及分娩后身体出现各种不适症状。因此对于备孕人士而言，将骨盆调整至正确位置至关重要。

　　关于更年期特有的症状，通过我们多年的观察，我们的学员中有一部分受其困扰，也有一部分毫无此困扰。在自我身体疗愈体系中，导致更年期综合征发生的原因，除了自主神经紊乱、雌激素水平下降以外，骨盆扭曲也是非常重要的原因。因此，消除骨盆的不对称，对于缓解更年期综合征而言十分重要。

　　矫正骨盆的自我身体疗愈方式除了下面开始介绍的练习方式以外，在"腰痛、坐骨神经痛"（本书第62页所介绍内容），以及第3课也有一系列介绍，足见其重要性，请诸位读者务必认真对待与练习。

髋关节拉伸练习

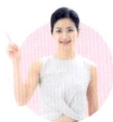

目标 | 运动与骶髂关节相连接的髋关节，缓解骶髂关节的压力

1 打开膝盖，将腰臀沉下去

将双脚打开，腰臀沉下去，双手按压在大腿根部，手指尖朝向外面，轻轻地弯曲膝盖，呈马步状。

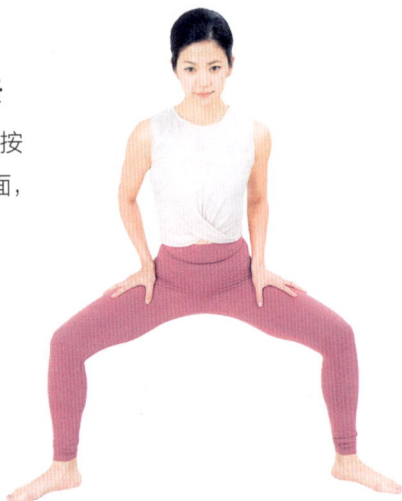

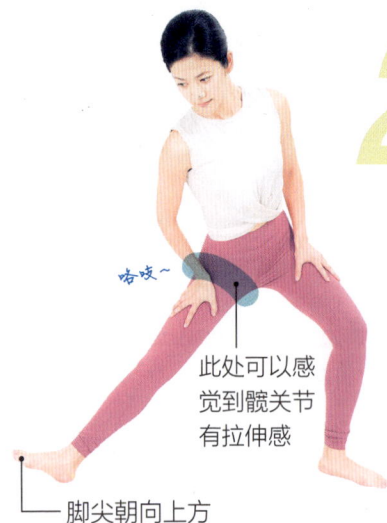

2 将重心向横向移动

在膝盖弯曲即弓步的状态下，将重心横向缓慢移动，拉伸一侧腿的脚尖向上提起，感受到髋关节瞬间被拉开的伸展感觉。如此左右重复练习几次。

关键点

找到从髋关节把股骨向外拉伸的感觉（可能有关节"咯吱咯吱"的声音，这种声音是关节压力得到释放的标志）。

咯吱~

此处可以感觉到髋关节有拉伸感

脚尖朝向上方

未完待续

接上页

3 身体回正，上下弹动身体

身体回正，两侧膝盖同时向外打开，展开髋关节，上下轻柔地弹动身体。

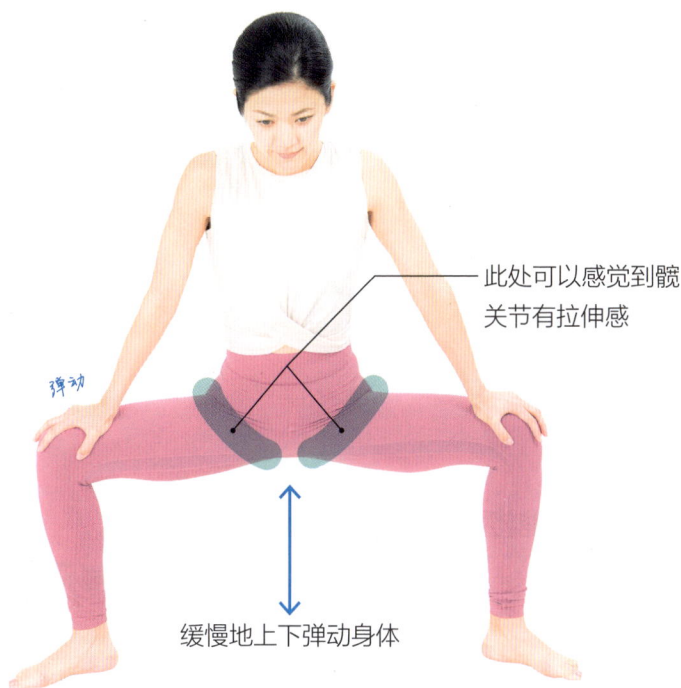

此处可以感觉到髋关节有拉伸感

弹动

缓慢地上下弹动身体

关键点

这一系列动作可以扩大髋关节的运动幅度，对于预防跌倒和股骨骨折有积极的效果。此外，当您感觉自己的步幅变小时，非常建议进行练习。

W 形坐仰卧练习

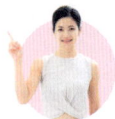

目标 | 缓解大腿与腰大肌的疲劳

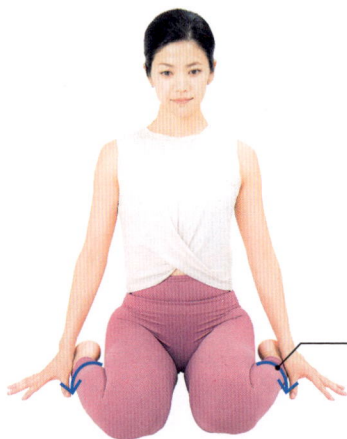

1 W 形坐

首先跪坐，在此状态下用双手将小腿外旋并向外侧拉出，使臀部坐于地板上，并顺势合拢膝盖（※膝盖有痛感的人士不必勉强身体）。

—— 将小腿一边向外旋，一边向外侧拉出去

2 缓慢地将背部向后贴向地板

在 W 形坐的状态下，双手肘着地，身体缓慢地向后倾斜。而后缓慢地将后背倒向地板（※如果身体僵硬，或者感觉疼痛，可以伸直一条腿）。

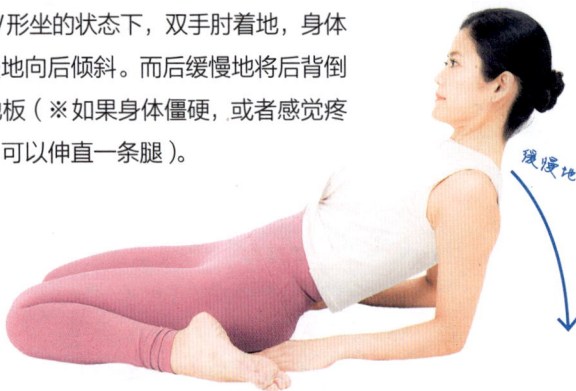

缓慢地

未完待续

接上页

3 双手举过头顶，进行拉伸

后背贴在地板上，双手举过头顶进行拉伸。尽量将两侧膝盖靠拢，并尽量将膝盖贴向地板的方向。全程保持深呼吸，并维持数秒（※肩部、腰部、膝盖疼痛的人士请不要勉强自己的身体）。

两侧膝盖尽量靠拢
且尽量贴向地板

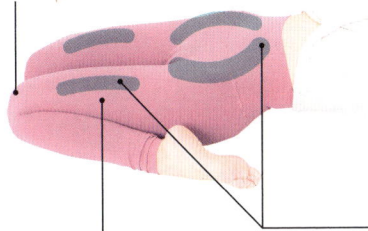

呼～

关键点

此练习可以拉伸到大腿，即可以刺激到与肠道相关联的经络，可以促进排泄。

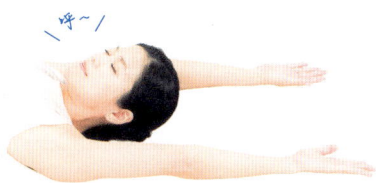

关键点

感受到大腿与腰大肌的拉伸。

如果您的身体僵硬，后背无法贴向地板……

那么可以在后背垫上一个抱枕作为支撑。用双手握住脚踝来借力也是一个很好的办法。

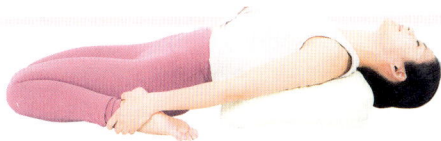

坐式开髋练习

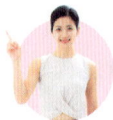

目标 | 缓解髋关节的压力，提升柔韧性，"唤醒"骨盆

1 缓慢地打开双腿

缓慢地打开双腿与双脚，脚尖朝向天花板，双手放置在体后，帮助骨盆直立。

关键点

腰背总是呈弓状、无法直立，或者骨盆无法直立，是与股骨相连接的腰大肌过于紧张所导致的。

此练习的诀窍是，找到将尾骨位置向后侧推的感觉，可以帮助骨盆直立

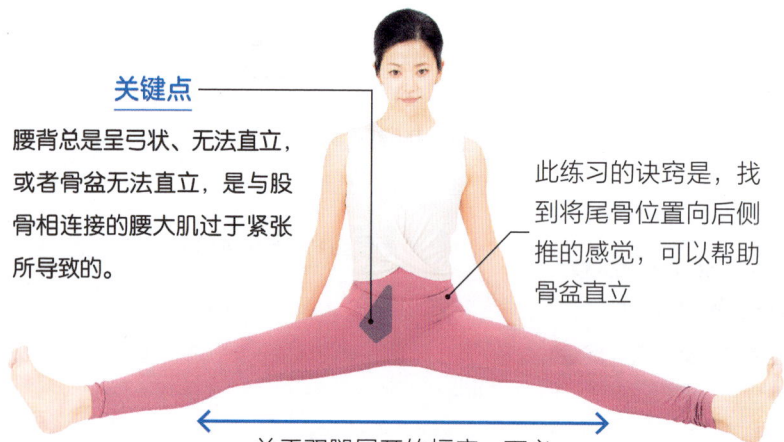

关于双腿展开的幅度，不必勉强自己，可以通过练习一点一点展开（最初几乎无法打开双腿也没有关系）

关键点

开髋坐可以预防急性腰扭伤，且有很好的预防膝盖疼痛的功效。此外，在进行自我身体疗愈练习的最后，如果您以此动作作为结束，那么对矫正身体的扭曲亦有功效。

未完待续 ➡

接上页

2 按摩髋关节

双手按在大腿根部，身体轻轻地向左右两侧摇摆，一边用手将髋关节的僵硬部位向内侧扭转，一边按摩，以此为髋关节释放压力。

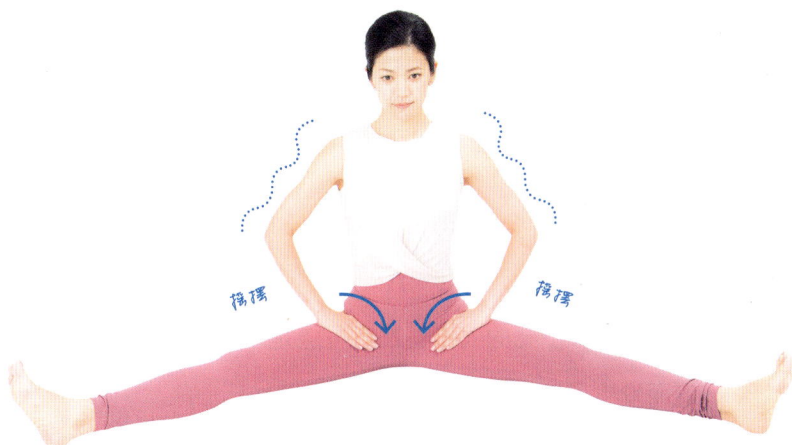

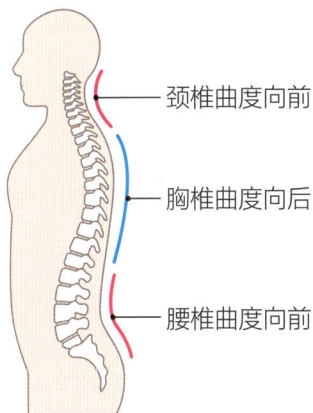

颈椎曲度向前

胸椎曲度向后

腰椎曲度向前

通过自我身体疗愈，脊柱会逐渐回归至正常的S形曲线。如此一来，开髋坐着也会变得更加顺利。

如果您很难开髋坐下……

那么可以选择在臀部下方垫一个抱枕，或者后背靠着墙壁来进行练习。

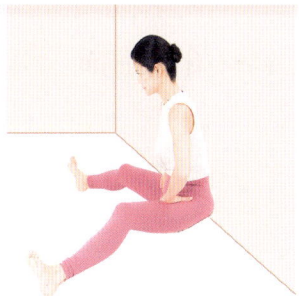

运动膝盖及其周围的肌肉，缓解膝盖压力

膝盖疼痛、O型腿、X型腿

导致膝盖疼痛的原因如下。

骨盆左右不对称，导致身体向一侧倾斜。长此以往，两条腿的长度也会出现差异，使一侧腿承受比较大的压力，从而导致此侧腿的膝盖疼痛。

而O型腿或X型腿的人士则是因为腿形问题，导致膝盖长期承受更大的压力，膝盖周围的肌肉也一直处于僵硬与紧张的状态。实际上，无论是O型腿还是X型腿的人士，都有可能是因为不良体态导致了骨盆倾斜，进而发生了腿部形状的变化。

此外，肌肉力量低下导致髋关节松弛的情况也容易令膝盖发生错位，从而感到膝盖疼痛。

缓解膝盖疼痛的方法便是运动膝盖，缓解其周围肌肉的压力并强化相应肌肉的力量。

最后，胃经是通过膝盖的，如果胃部疲劳也会影响膝盖的健康。因此，在自我身体疗愈的体系之中，整食法也是非常重要的，要有意识地令胃有休息的时间。

治疗膝盖错位练习

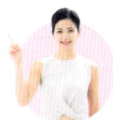

目标 | 缓解膝盖周围肌肉的压力，消除膝盖扭曲、错位

单腿轮换屈伸，朝向天花板

仰卧在地板上，两条腿轮换向上蹬直，注意脚踝需要有意识地拉伸，双手握住拉伸侧膝盖的后部，辅助腿向上蹬直。

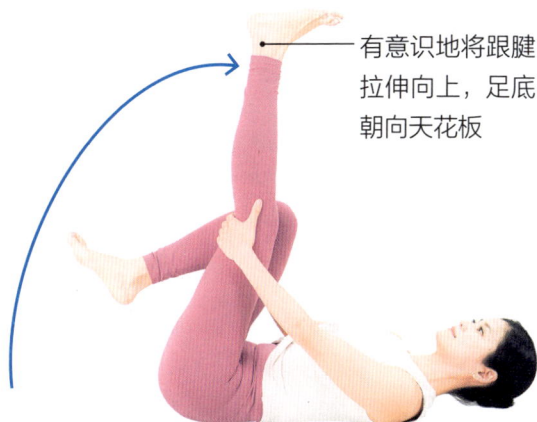

有意识地将跟腱拉伸向上，足底朝向天花板

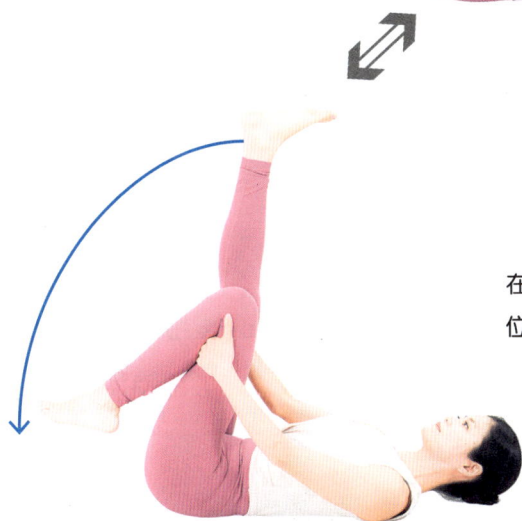

关键点

在腿拉伸的前后位置，膝盖错位可以被纠正。

脚跟踢打臀部练习

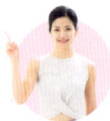

目标 | 缓解膝盖的错位，且令大腿部位的肌肉得到放松

用脚跟踢打臀部

仰卧在地板上，将双手按压在两侧膝盖上，用脚跟"咚咚咚"地踢打臀部。踢打的位置有臀部内侧、臀部正中央、臀部外侧，尽量无遗漏地踢打臀部。

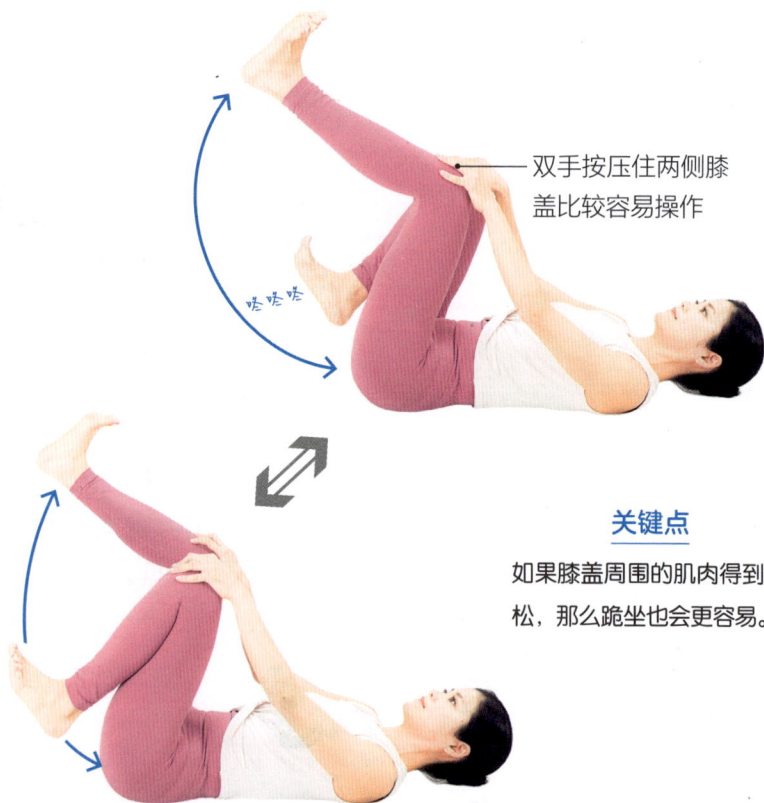

咚咚咚

双手按压住两侧膝盖比较容易操作

关键点

如果膝盖周围的肌肉得到放松，那么跪坐也会更容易。

第3课

进行20分钟的短时长课程后，便可释放压力、放松，找回良好的睡眠！

　　集中放松骨盆周围的肌肉，令全身都感到放松，压力得到释放，这便是本部分短时长课程的目标之所在。躺卧便可以练习的动作有许多，这些动作非常有助于睡眠，推荐诸位读者在就寝前进行练习。

可以让20分钟短时长课程效果事半功倍的3个心得

第3课我们进行的是从根本上改善身体扭曲的课程，并且是用时只需约20分钟的短时长课程。在本课程中，如果您可以有意识地注意以下3点，那么一定会收获更佳的效果。

① 不是拉伸，而是放松

本系列短时长课程需要的不是拉伸肌肉，而是放松肌肉。

② 完成体式并不是目的

如果身体僵硬，不需要勉强自己的身体，让体式看上去比较好看，重要的是在练习的过程中，自己的身心都能感到舒适。

③ 轻柔地晃动

动作不停止，而是尝试着轻柔地晃动身体。

20分钟短时长课程计划

目标：放松骨盆，从根本上改善扭曲

第1步 确认骨盆扭曲程度

第2步 放松＆调整骨盆周围肌肉

第3步 放松＆调整腿部外侧与后侧肌肉

第4步 开腿坐＆仰卧W形坐

第5步 仰卧骨盆矫正

第6步 放松下半身

※需要用到较长的毛巾，请您提前做好准备。

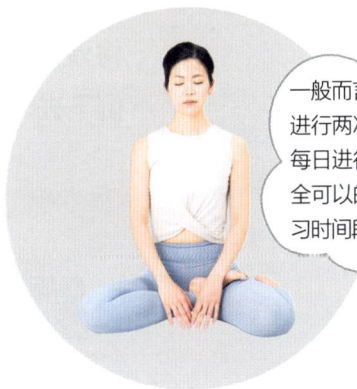

一般而言，建议每周进行两次练习，但是每日进行练习也是完全可以的。推荐的练习时间段是晚上。

本部分自我身体疗愈练习通过视频的方式学习更易掌握。请用微信的"扫一扫"扫描下方二维码，进行观看与学习。

确认骨盆扭曲程度

确认骨盆周围肌肉的僵硬程度和是否存在扭曲

如果大脚趾与小脚趾难以贴在地板上，说明您的骨盆周围肌肉和关节是僵硬的。

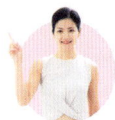

1

双手支撑在身体后侧，双腿向前伸直

双脚之间的距离略小于两只脚的长度即可。

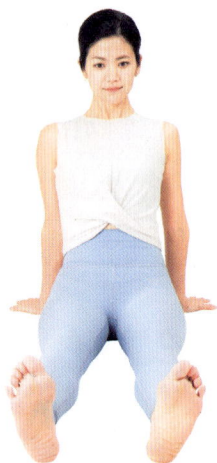

2

将双脚向外侧倒下去

此时您的小脚趾可以贴在地板上吗？

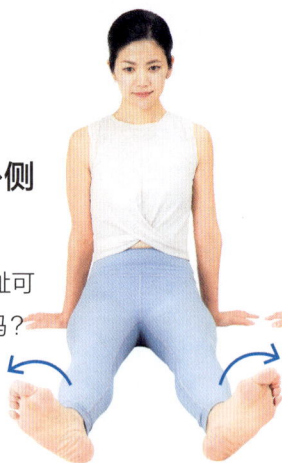

3

将双脚向内侧倒下去

此时您的大脚趾可以贴在地板上吗？

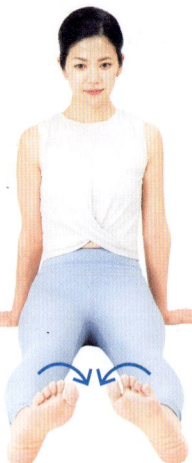

未完待续

※ 在下一页的第2步的最后环节，我们再进行一次确认。不要忘记这种感觉哦。

放松 & 调整骨盆周围肌肉

放松僵硬的骨盆周围肌肉，令其回归至正确的位置

接上页

左脚压在臀部下方，脚背贴在地板上

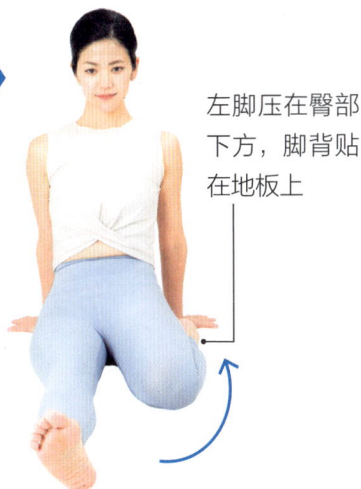

弯曲膝盖吃力的人士请不要勉强自己的身体，可以选择本书第2课相应的自我身体疗愈练习，同样有效。

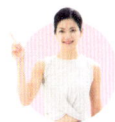

1 将左腿脚踝压在臀部与地板之间

将左腿向后弯曲，左脚脚背贴在地板上，左脚脚踝压在臀部与地板之间。

抬起左侧膝盖距离地板约10厘米

2 将左侧膝盖缓慢抬起

缓慢抬起左侧膝盖约10厘米的高度。

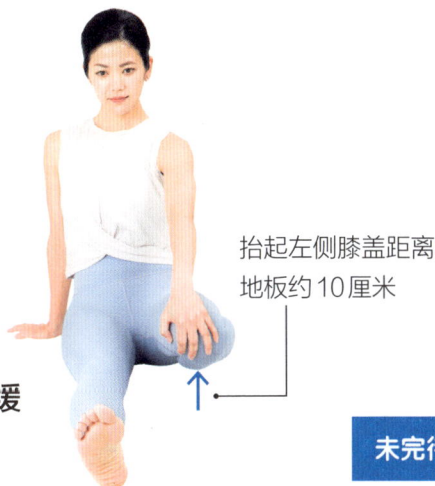

未完待续

接上页 ▶

3 将左侧膝盖向外侧打开，而后轻轻摇动

将左侧膝盖向外侧打开，并轻轻摇动。同时，臀部下方的左脚脚背能够感受到恰到好处的臀部压力。

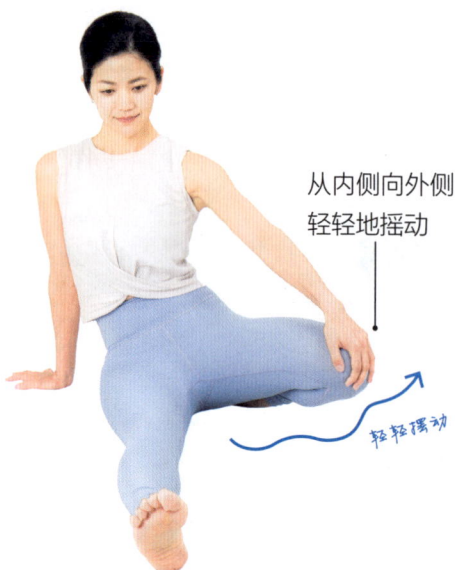

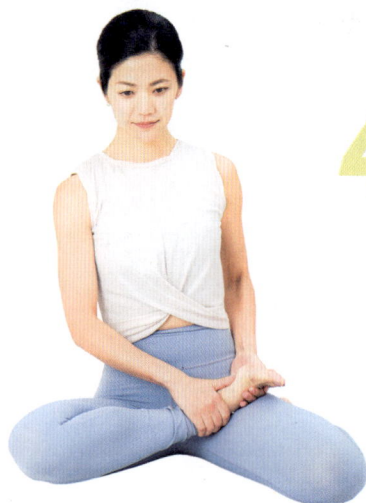

从内侧向外侧轻轻地摇动

轻轻摇动

4 将右脚的脚背搭在左侧大腿的根部

将左脚从臀部下方抽出，置于左臀外侧，脚背仍贴地，右脚脚背搭在左腿的大腿根部，并用手调整脚背至自己感觉舒适的位置上（※如果身体僵硬，无法将脚背搭在大腿根部，将脚背放在地板上也是可以的）。

未完待续 ▶

接上页

5

用右手按住右侧膝盖，并将其向地板方向按压

左手放于身体侧后方的地板上，给予身体支撑力，用右手一下子向地板方向按压右侧膝盖。

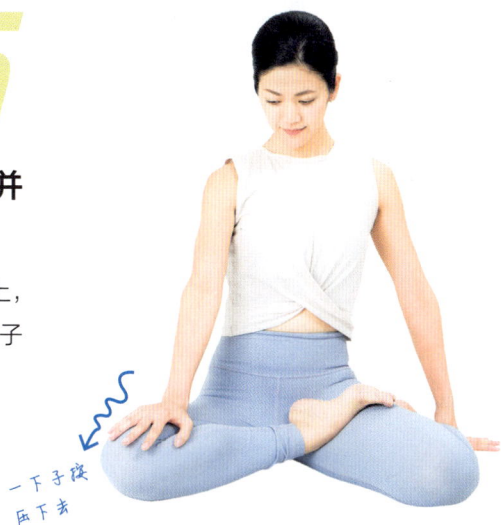

一下子按压下去

6

将身体向上延展

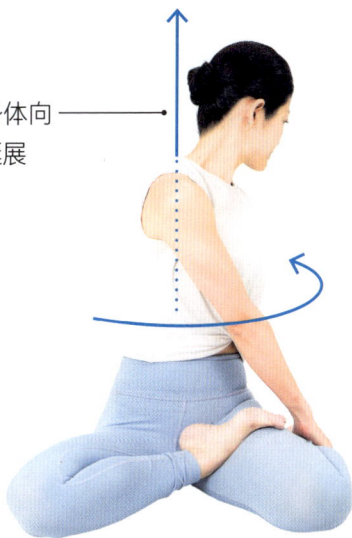

扭转身体，用右手抓住左脚脚踝

身体向左侧扭转，右手抓握住左脚的脚踝，上半身一下子向上延展的同时，加强向后扭转的力度。

未完待续

接上页

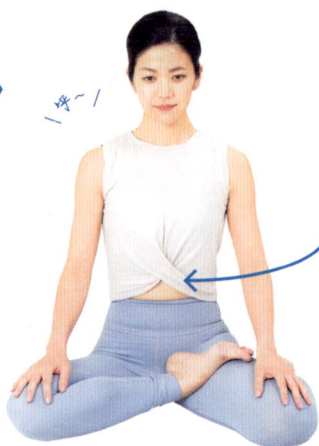

7 将身体转回至正面进行深呼吸

8 一边吐气，一边缓慢地进行体前屈

双手向前，手掌贴在地板上，一边吐气一边从腹部开始折叠身体，进行体前屈。同时向前后左右四个方向轻轻摇动身体。

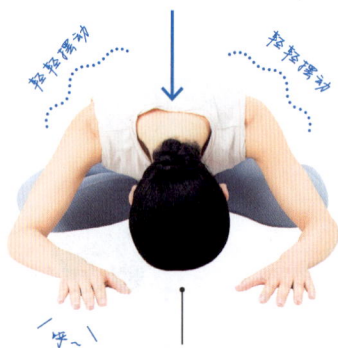

身体僵硬的人士可以不必将额头抵在地板上，做到让自己舒适的程度即可

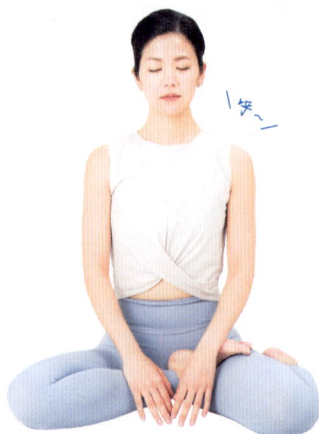

9 缓慢地将身体回归正面

双手一边按着地板退回，一边缓慢地将身体回归正面，并进行深呼吸。

未完待续

接上页

如果您的身体比较僵硬，那么对于从本页开始的动作，请在自己的能力范围之内完成，不要勉强自己的身体，循序渐进即可。

10 将双手放在身体后侧，轻轻地晃动臀部

依旧保持左脚脚背贴在地板上、右脚脚背搭放在左腿根部的状态，将双手放在身体后方，轻轻地晃动臀部。

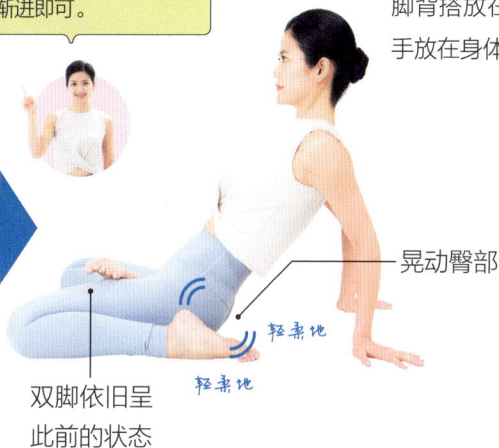

晃动臀部

轻柔地

轻柔地

双脚依旧呈此前的状态

11 两侧手肘着地，轻柔地晃动臀部

身体整体向后倒下，以两侧手肘支撑于地板上，并轻轻地左右晃动臀部（※身体僵硬的人士可以忽略此动作，直接从第113页的步骤16开始进行练习即可）。

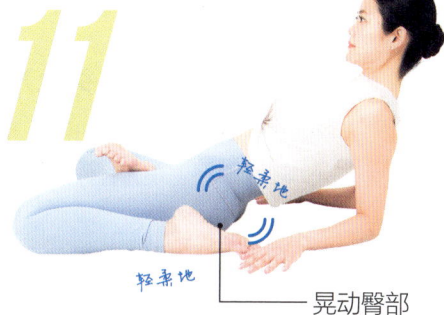

轻柔地

轻柔地

晃动臀部

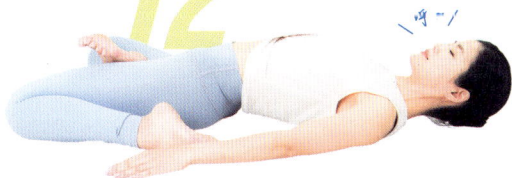

12 缓慢地将后背贴在地板上

呼～

未完待续

第3课 进行20分钟的短时长课程后，便可释放压力、放松，找回良好的睡眠！

接上页

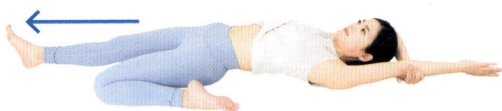

右脚疼痛人士……

可以将盘起来的右腿
向前伸直。

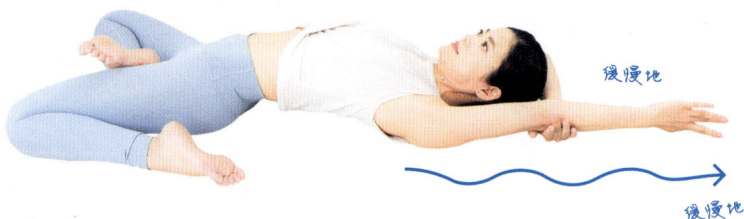

缓慢地

缓慢地

13 左手向头上方缓慢拉伸开

右手抓住左手的手肘位置，左手向头上
方缓慢拉伸开。

如果此时您感觉肩部、后背、腰部疼痛……

那么可以在肩膀下方垫一个抱枕，作
为身体的支撑，也可以伸直右腿。

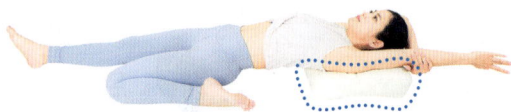

未完待续

接上页

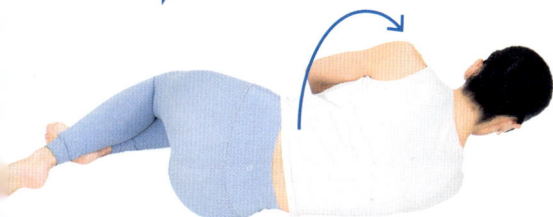

14

向右侧翻转身体，而后缓慢起身

将双臂回收，且将搭在左侧大腿的右脚放下，向右侧翻转身体，稍微休息之后，缓慢地起身。

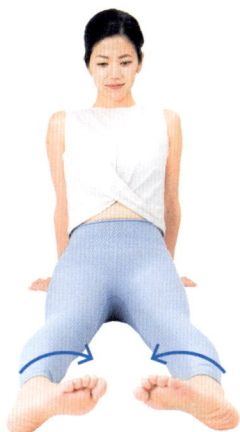

15

反方向同理进行练习

16

确认肌肉的放松程度

双脚向内侧与外侧倒下去，感受与最初倒下去时的差异。

关键点

理想状态是脚的大脚趾与小脚趾都可以更加贴近地板。这证明骨盆周围的肌肉得到放松，扭曲状态也有所改善。

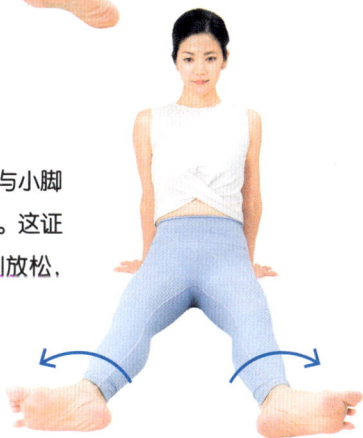

未完待续

放松&调整腿部外侧与后侧肌肉

拉伸大腿与臀部的肌肉，缓解骨盆周围的紧张，那么腰痛也会随之得到改善。

接上页

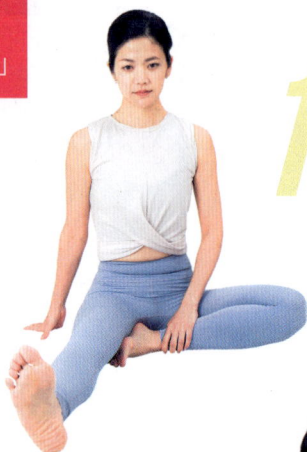

1 右腿向前伸直，左脚抵在右大腿内侧根部

右腿向前伸直，左腿向外打开，左脚足底抵在右腿大腿内侧根部。

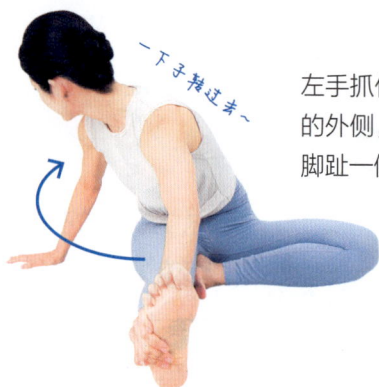

一下手转过来~

左手抓住右脚的外侧，即小脚趾一侧

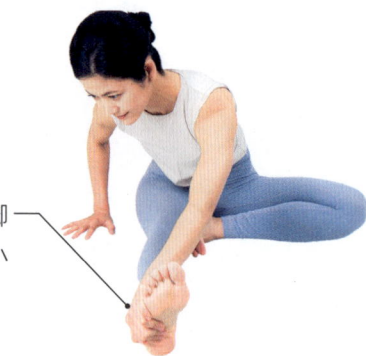

2 左手抓住右脚的外侧面

用左手抓握住右脚小脚趾一侧的侧面，缓慢地向前屈体。

3 身体用力向右侧扭转

未完待续

接上页

4 左手松开右脚，身体回归正面

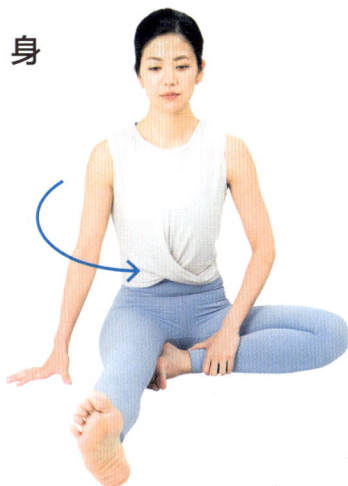

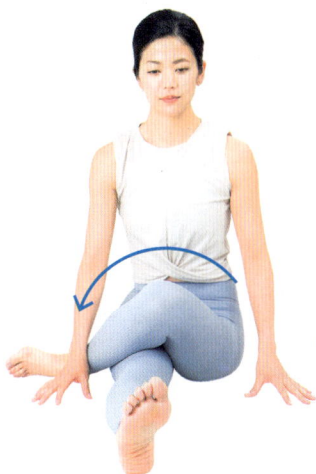

5 将左侧膝盖搭放在右侧膝盖上

6 将右手抓住左侧脚踝，左手抓住右脚外侧，一边吐气一边缓慢地进行体前屈

一边进行体前屈，一边前后左右摆动身体

左手抓住右脚的外侧，即小脚趾一侧

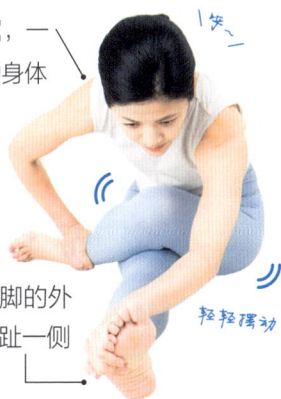

轻轻摆动

未完待续

第3课 进行20分钟的短时长课程后，便可释放压力、放松，找回良好的睡眠！

接上页

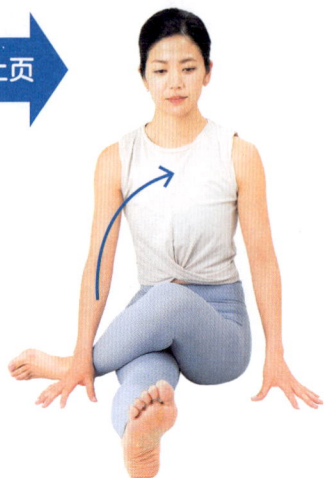

7

双手松开，轻轻地
扶在地上，缓慢地
辅助身体回归正面

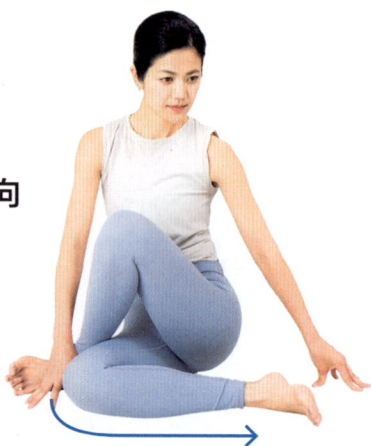

8 右腿向左腿方向
折叠

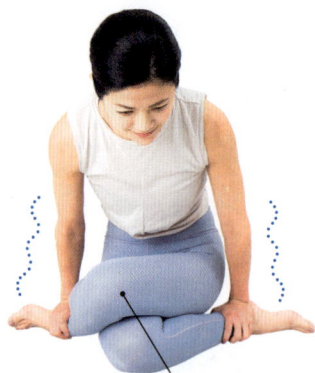

腰部稍稍前倾，
调整膝盖位置

9 双手抓住双脚踝，将腰略
向前倾，调整膝盖的位置

如果无法进行这个动作，那么不要
勉强自己的身体，可以直接进行本
书第118页的动作。

未完待续

接上页

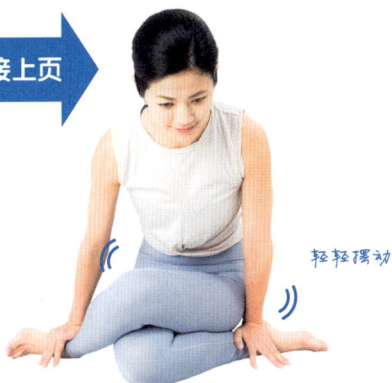

轻轻摆动

10

臀部向左右两个方向
轻轻地摆动

11

在双手抓住双脚踝的
状态下进行体前屈

从腹部开始一边缓慢地吐气，
一边进行体前屈。

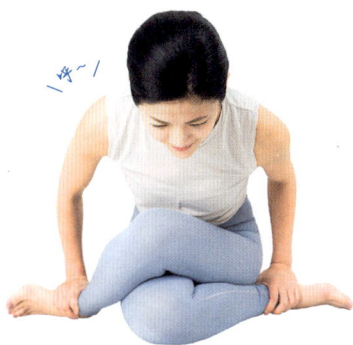

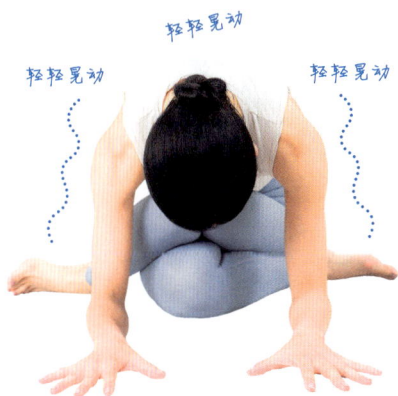

轻轻晃动
轻轻晃动
轻轻晃动

双手向前，用手肘支
撑在地板上，身体向
左右两侧轻轻晃动

12

未完待续

第3课　进行20分钟的短时长课程后，便可释放压力、放松，找回良好的睡眠！　117

接上页

13

双腿向前伸开，同时轻轻晃动腰部

缓慢地将身体回归正面，双手放在身体后侧以支撑身体，双腿向前伸开，轻柔地摆动腰部。

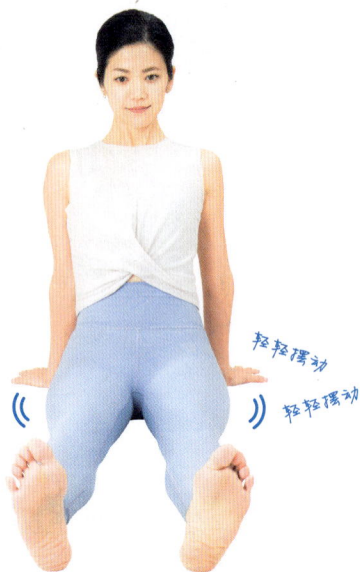

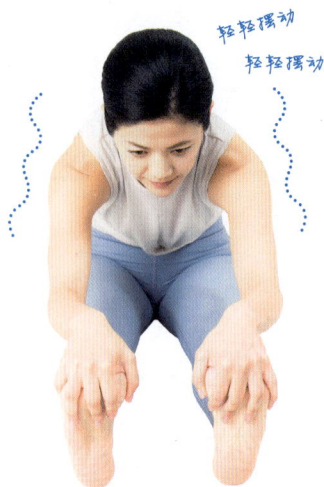

轻轻摆动
轻轻摆动

轻轻摆动
轻轻摆动

14

抓住脚趾尖，并轻轻地前后摆动身体

※如果您的身体难以进行体前屈，那么可以用毛巾拉住脚部，辅助进行此练习。

15

缓慢地将身体回归正面，反方向同理进行练习

未完待续

确认开腿坐练习至今的效果，
并以仰卧 W 形坐的姿势调整骨盆

接上页

1 缓慢地打开双腿

坐于地板上，双手在体侧支撑，缓慢地将双腿打开。找到尾骨向后的感觉，以保证骨盆处于正立位置。

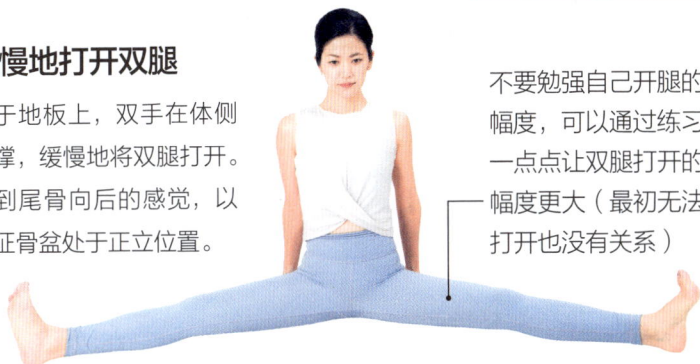

不要勉强自己开腿的幅度，可以通过练习一点点让双腿打开的幅度更大（最初无法打开也没有关系）

※ 在第4步结束后，可以再一次确认开腿幅度。不要忘记这种感觉。

2 进行髋关节按摩

双手按压在两侧大腿的根部。一边将身体轻轻地左右摆动，一边用双手按摩髋关节。

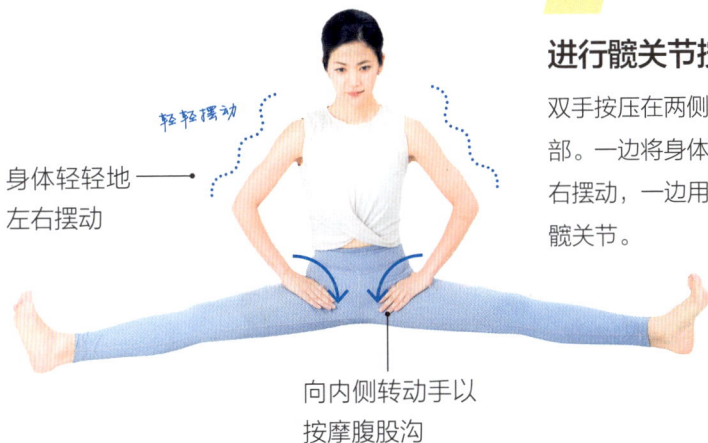

轻轻摆动

身体轻轻地左右摆动

向内侧转动手以按摩腹股沟

未完待续

第3课　进行20分钟的短时长课程后，便可释放压力、放松，找回良好的睡眠！　　119

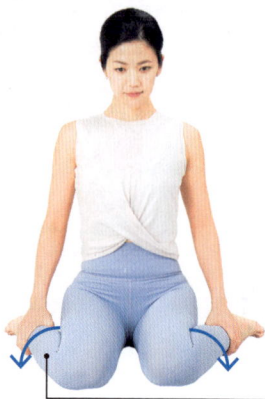

接上页

3 直接进行W形坐

弯曲双膝，用双手拉拽双脚踝，将双脚踝放在臀部两侧，形成W形坐姿（※如果膝盖感觉疼痛，那么不要勉强自己的身体）。

双手辅助，将两侧小腿向外旋

4 将身体缓慢地向后倒，且中途停一次

用双手肘支撑在身体后面的地板上，身体缓慢地倒下去。在身体向后倾倒的过程中停一次，而后将身体轻轻地左右摆动（※如果您感觉膝盖疼痛，练习的时候也可以将一条腿向前伸直以缓解膝盖的压力）。

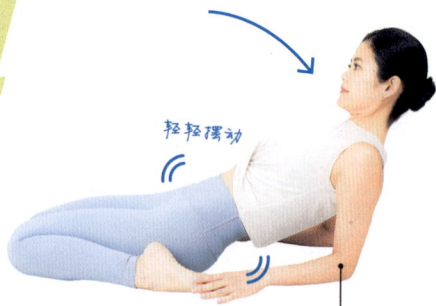

轻轻摆动

双手肘作为身体支撑，轻轻地摆动身体

后背缓慢地贴合在地板上后，将双手臂向头上方拉伸

尽量将双膝并拢，并贴合在地板上。两只手臂向头上方拉伸，且两只手臂需尽量互相拉近，此时整个身体应当感觉非常舒适。

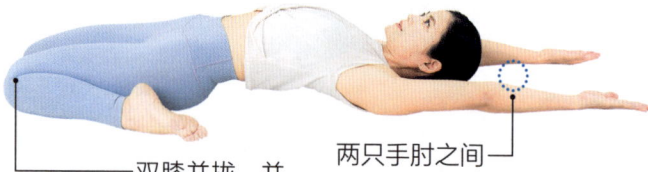

5

双膝并拢，并贴合在地板上

两只手肘之间的距离需要尽量缩小

未完待续

接上页

如果您是肩部、后背、腰部感觉疼痛的人士……

那么可以在肩膀下方垫一个抱枕，以支撑身体，缓解相应疼痛部位的压力。

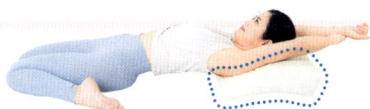

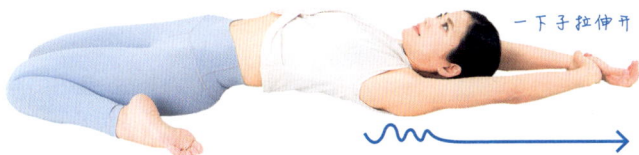

6

用左手抓住右侧手腕，瞬间用力向上拉伸

稍作休息后，反侧方向同理进行拉伸。

一下子拉伸开

7

仰卧在地板上，身心稍作休息

双腿打开，双臂放在身体两侧，保持自然呼吸，仰卧在地板上，让身心都得到休息。

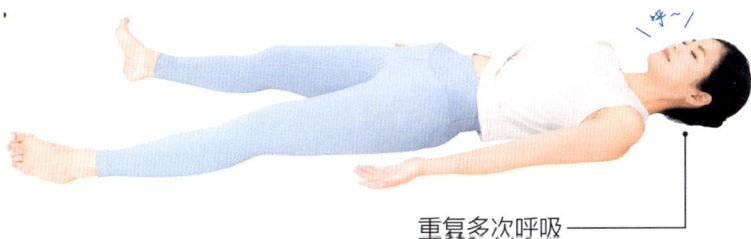

呼～

重复多次呼吸

在这里，如果进行一次本书第119页所介绍的"开腿坐"，那么矫正扭曲的效果会更加明显。

未完待续

接上页

第 5 步

仰卧骨盆矫正

将髋关节大大地舒展开，以缓解腰大肌的紧张与压力，并进一步调整骨盆的扭曲。

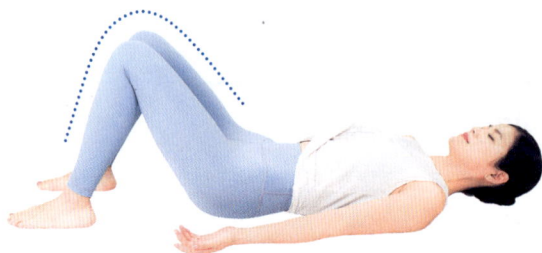

1 上半身仰卧于地板上，双膝立起

2

将右侧膝盖搭放于左侧膝盖上，而后摆动右腿

将右侧膝盖搭放于左侧膝盖上，而后摆动右腿，找到右侧小腿放松的感觉。

找到放松小腿的感觉

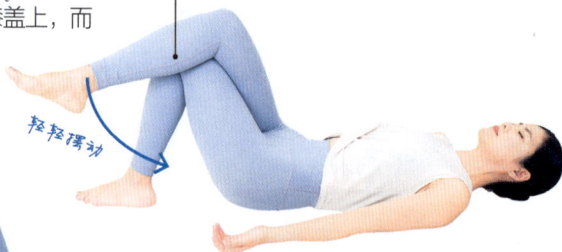

轻轻摆动

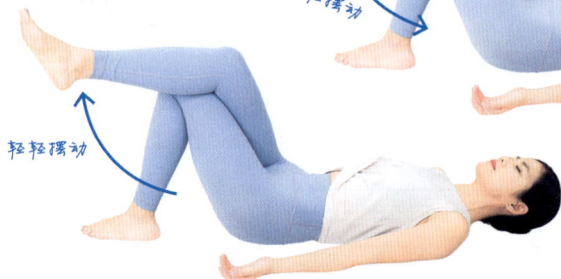

轻轻摆动

未完待续

接上页

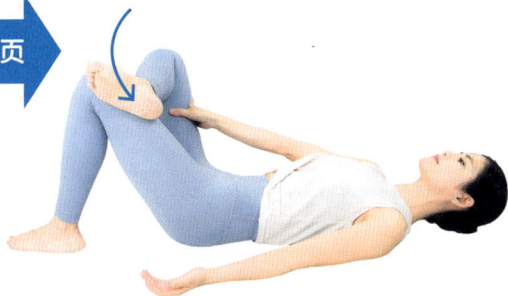

3

将右脚的脚踝外侧搭放在左侧大腿上

搭放的位置在靠近左侧膝盖处。

用右手瞬间按压住右侧大腿

4

将左手横向水平伸直,右手则放在右侧大腿上,瞬间施加压力,按压右侧大腿,直至拉伸的极限,然后逐渐向身体深层施加轻微的震动。

关键点

练习此动作的时候,右腿外侧的肌肉与髋关节都能找到舒适的拉伸感觉。

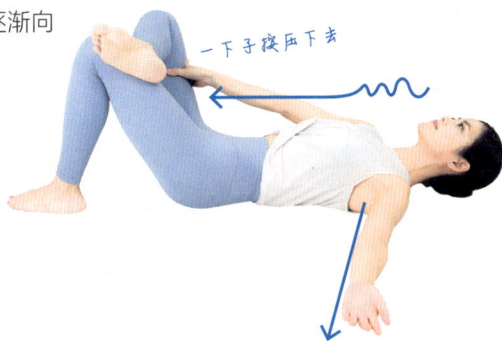

一下子按压下去

左腿向前伸直,双手十指交扣,抱住右侧膝盖,将右侧膝盖拉向胸腔

5

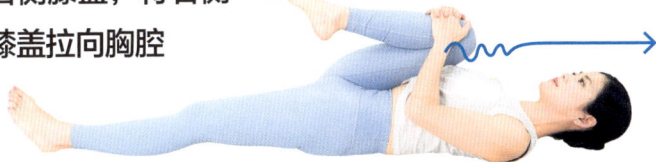

未完待续

注意不要过度拉伸右腿

接上页

6 在右脚脚掌挂上毛巾，用双手拉拽，辅助向上抬起右腿

用略长的毛巾挂在右脚脚掌上，双手或者右手单手抓握住毛巾的两端，辅助将右腿向上提起。此时，右腿与地板的理想角度为90度。但如果您的身体比较僵硬，不允许抬升至90度，那么将右腿抬升至自己的身体可以接纳的幅度即可。

保持90度夹角的位置

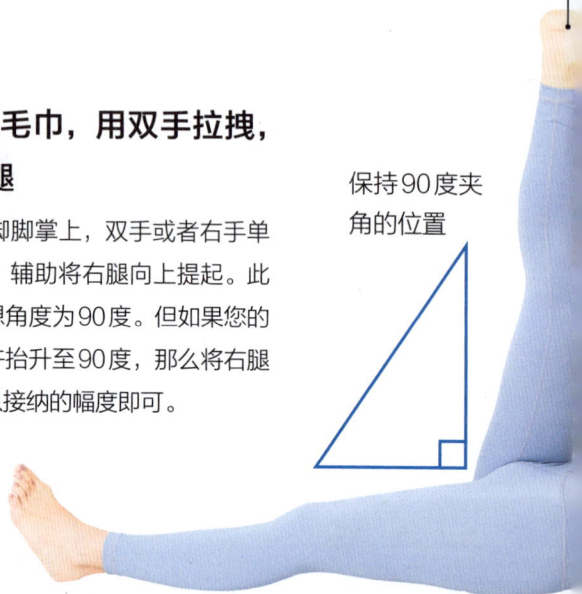

7 将右腿缓慢地向右侧打开

而后，将左侧手臂向头上方拉伸，在此状态下，将右腿缓慢地向外侧打开。进行此动作的过程中注意不要勉强自己的身体。而后，上下运动左侧膝盖，可以听到膝盖"咚咚咚"地拍打地板的声音。

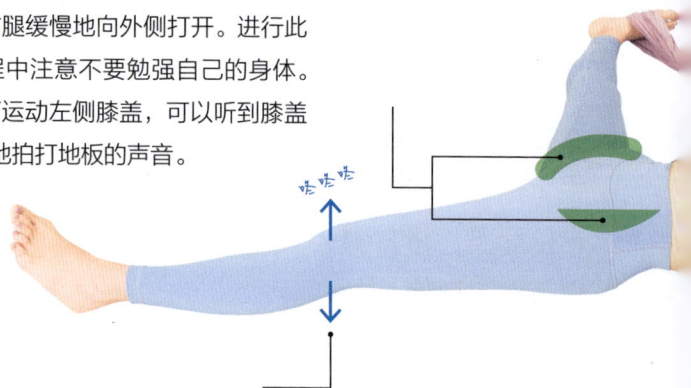

咚咚咚

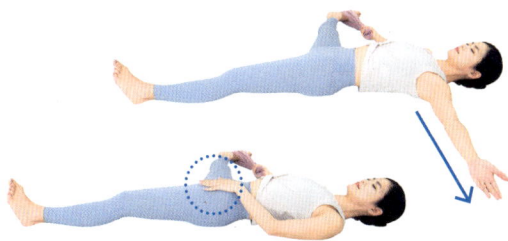

如果您的左侧手臂向上拉伸有困难……

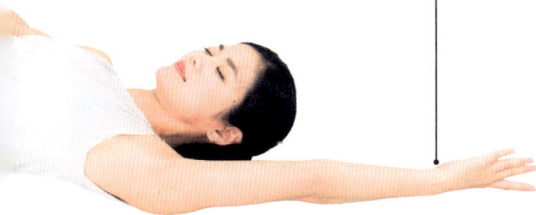

可以将左侧手臂向左侧拉伸，也可以将左手放置于左侧腹股沟的位置。

关键点

不要因为感觉自己的身体柔软，就过度地拉拽右腿——因为如果右腿与地板呈现的不是90度夹角，就无法达到矫正骨盆的目的。

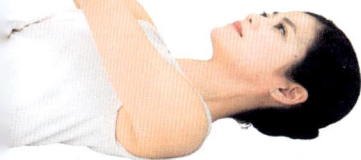

左侧手臂向上拉伸

关键点

通过轻轻运动左侧膝盖，可以缓解左侧腰大肌与右侧髋关节的紧张。

未完待续

第3课　进行20分钟的短时长课程后，便可释放压力、放松，找回良好的睡眠！　　125

接上页

上半身向右侧扭转过去，并拉拽着毛巾瞬间向右侧足底施加压力

8

而后将上半身向右侧扭转过去，双手拉拽住毛巾，扭转腰部，并借助毛巾紧紧地拉拽住右侧足底，向足底施加压力。

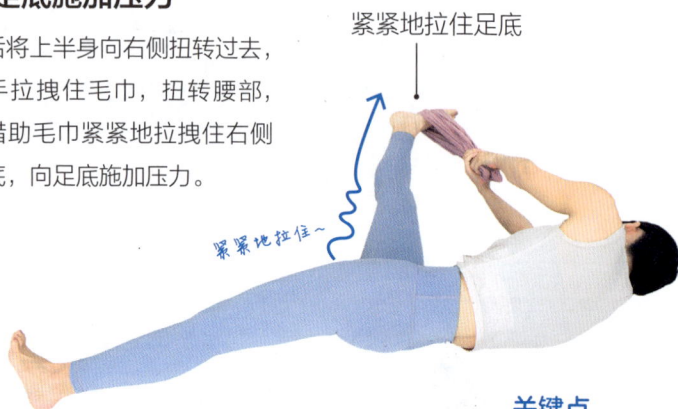

紧紧地拉住足底

紧紧地拉住~

关键点

找到右腿外侧拉伸的感觉。

9

将右脚收回，足底朝向天花板

右手松开毛巾，在肩部水平位置拉伸开。左手单手拉住毛巾，身体回归正面，右脚足底朝向天花板。

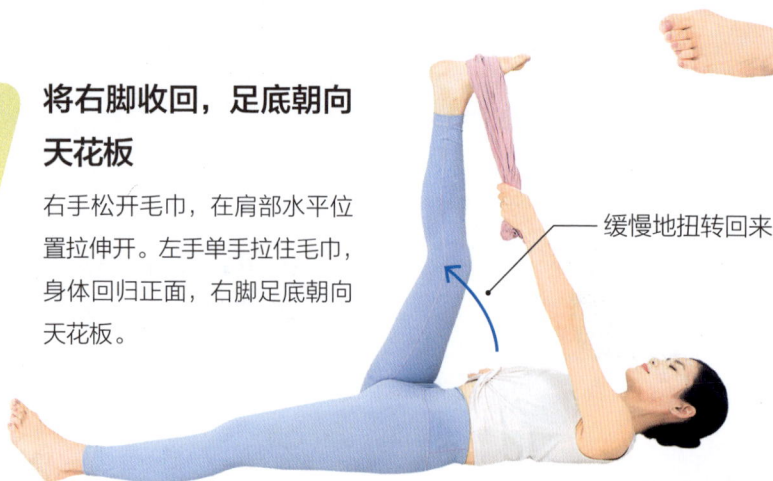

缓慢地扭转回来

未完待续

接上页

10 面部转向右侧，右腿缓慢倒至左侧

将面部扭转至右侧，用大约10秒的时间，用毛巾拉拽着右腿向左侧缓慢倒过去，感受腰部的扭转。而后，轻柔地上下摆动右腿，脚跟发出"咚咚咚"的声音。

关键点

此时，我们能够找到右侧臀部肌肉被拉伸的感觉。但切记，进行任何动作都不要勉强自己的身体。

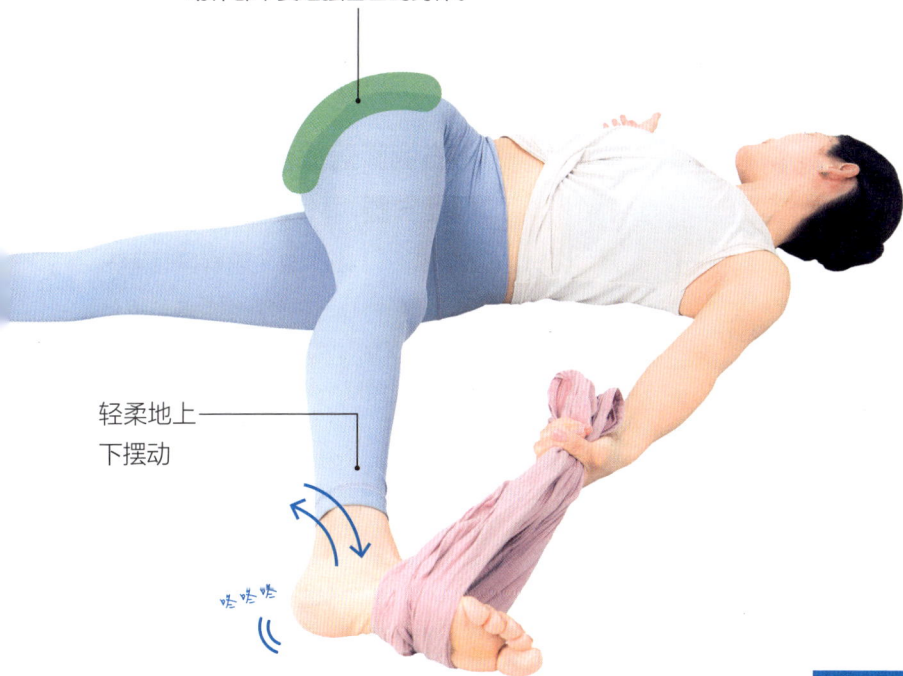

轻柔地上下摆动

咚咚咚

未完待续

接上页

11 放下毛巾，将右侧膝盖拉向胸腔

放下毛巾，再一次用双手环抱住右侧膝盖，将右侧膝盖拉向胸腔。

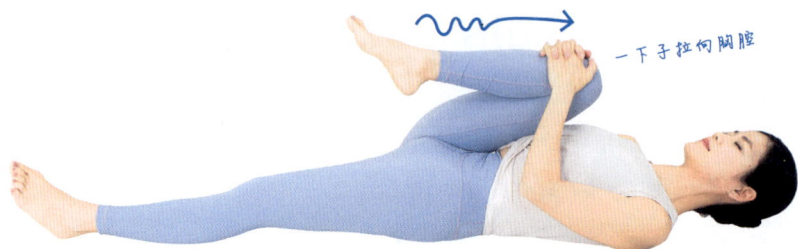

一下子拉向胸腔

12 将右侧膝盖放在左侧膝盖上，摇摆右腿

双手松开，自然地放在身体两侧，再一次立起两侧膝盖，将右侧膝盖搭放在左侧大腿靠近膝盖的位置，而后摆动右腿，以缓解和释放右侧小腿的压力。

找到小腿放松的感觉

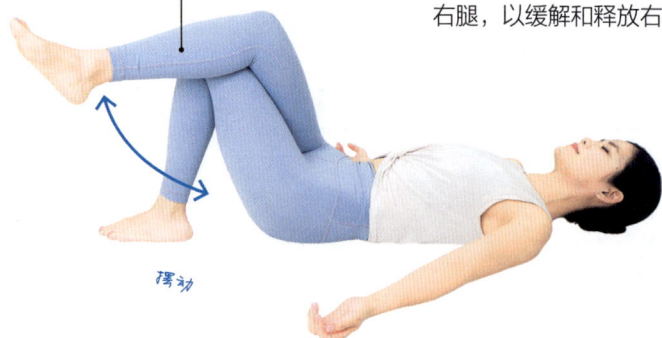

摆动

未完待续

接上页

13

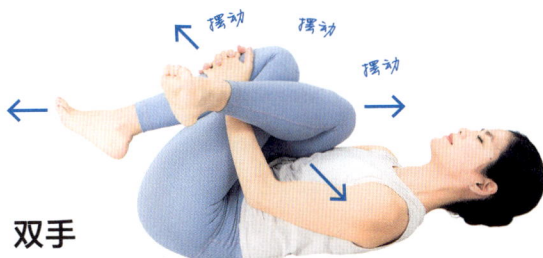

在步骤12的状态下，双手环抱住双腿，拉向胸腔

接下来，在步骤12的状态下，用双手环抱住左腿，一下子将双腿拉向胸腔（※如果身体僵硬或者感觉疼痛，请不要勉强自己的身体，做到可以承受的幅度即可），而后向左右前后四个方向摆动身体。

14 另一侧同理进行练习

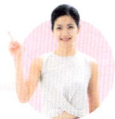

切记，身体僵硬的人士在练习过程中务必不要勉强自己的身体

弯腰时有腰部疼痛困扰的您……

将两侧膝盖向地板方向靠近

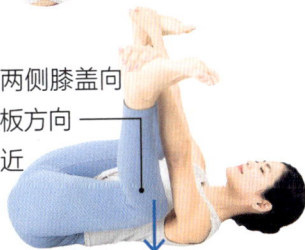

如果您在弯腰时感到疼痛，那么请进行这样的练习——弯曲双腿，用手抓握住双脚脚跟与内侧的位置，拉拽着将两侧膝盖向地板靠拢。而后，将两侧膝盖左右交替着拉向地板。此动作反复数次后，因弯腰而导致的腰部疼痛会得到缓解（※本动作未收录至视频中）。

未完待续

放松下半身

进一步放松和缓解压力

接上页

1

双手抱住膝盖后侧，将双腿并拢
向上拉伸，足底朝向天花板

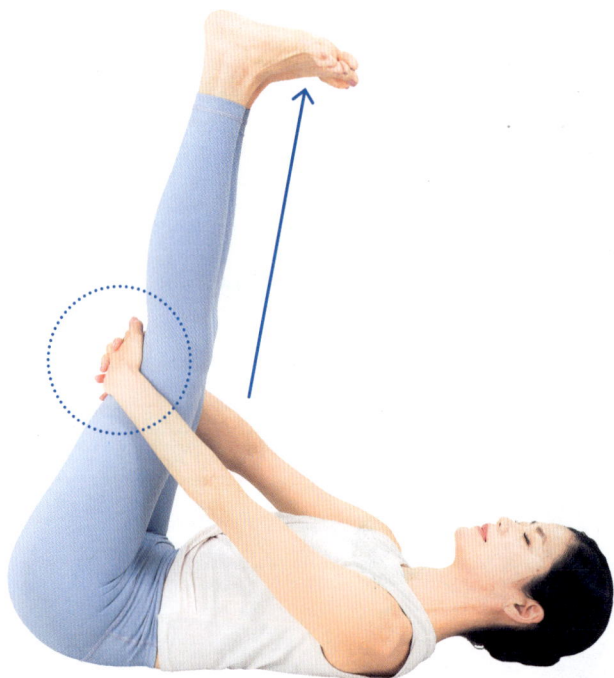

未完待续

接上页

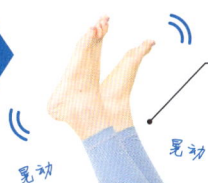

不时地拉开双脚距离，晃动双脚

晃动

晃动

2 将双手叠放于头后部下方，晃动双脚，以放松小腿与脚踝

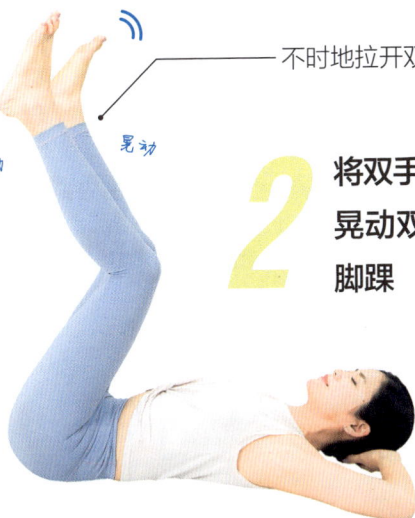

关键点

该动作可以帮助下半身加速血液循环，消除水肿问题。

如果您有腰痛困扰而无法将腿向上抬起……

可以选择将一个抱枕垫在腰部下方进行练习，如此会感觉轻松一些。

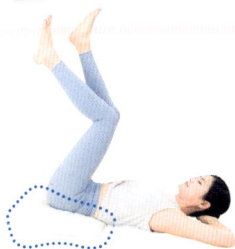

如果您的腹部肌肉力量薄弱……

可以选择用双手辅助支撑双腿。

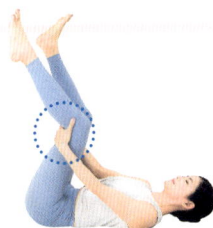

未完待续

接上页

3

将两臂向天花板方向
拉伸，摇晃两侧手腕

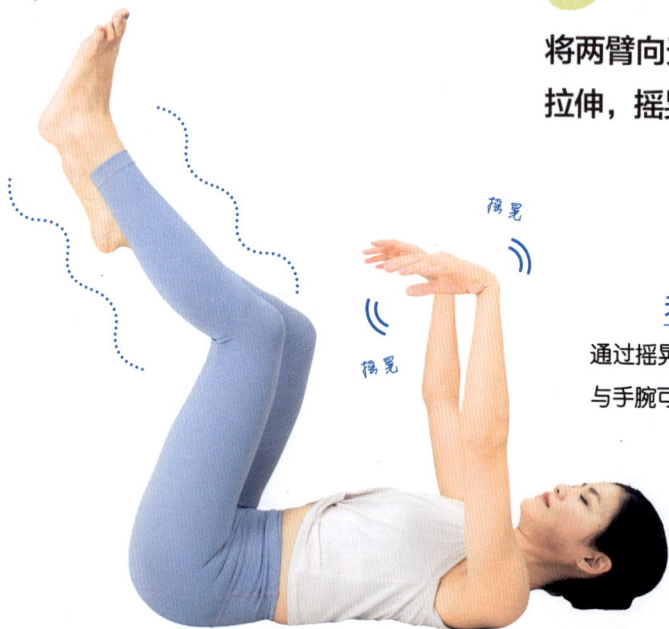

摇晃

摇晃

关键点

通过摇晃的动作，脚踝
与手腕可以得到放松。

如果您进行该动作有困难……

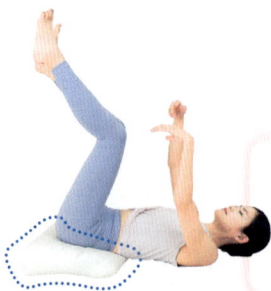

可以在腰部下方垫一个抱枕来
进行该动作，整体会觉得更加
放松。

未完待续

接上页

4 将双手放在膝盖上，用脚跟用力地踢打臀部各处位置

关键点

该练习不仅可以改善膝盖的扭曲、歪斜，并且可以强化大腿肌肉力量！

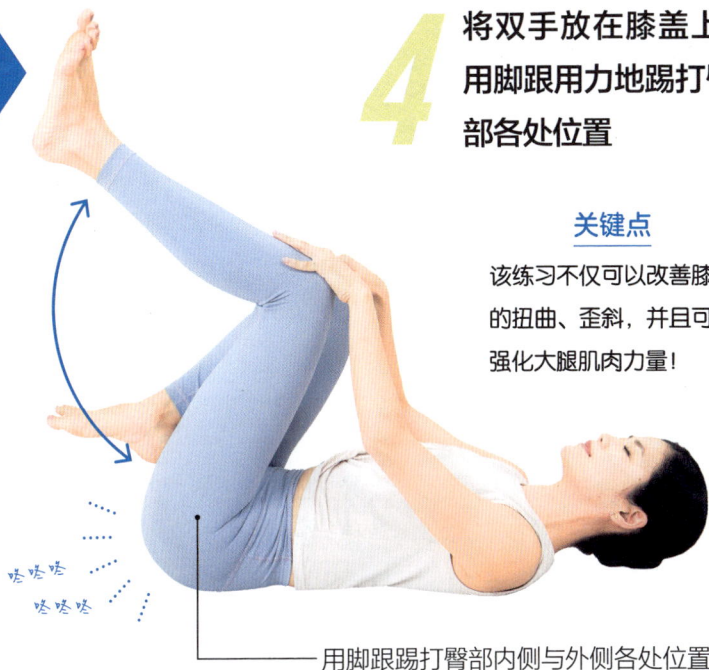

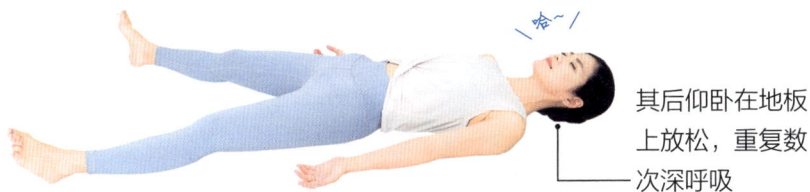

咚咚咚
咚咚咚

用脚跟踢打臀部内侧与外侧各处位置

哈~

其后仰卧在地板上放松，重复数次深呼吸

5 最后的放松与深呼吸

在此状态下稍作休息吧。

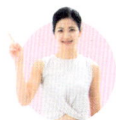

将双手臂与双腿拉伸开，在放松状态下进行深呼吸。用鼻了吸气后，用嘴将气呼出去。

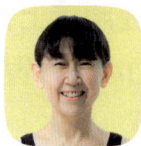

学员：宇城木之实女士   年龄：58岁   身高：156厘米

体重减掉8.7千克！不需要丢掉过去的衣裤，真是太好了！

　　在接触自我身体疗愈之前，我尝试过许多不同的减肥方式，但这些减肥方式最终都会使体重反弹回去。因此，我申请参与了自我身体疗愈的减肥计划。首先最明显的感受是身体变柔软了；同时，我的高低腿问题也得到了解决，膝盖与腰部的疼痛、怕冷、腿部水肿的问题都得到了改善。而通过睡觉前的"20分钟短时长课程"（本书第103页开始的内容），我的睡眠问题也实实在在得到了改善，不仅解决了自主神经紊乱问题，而且我摆脱了此前一直使用的皮肤科药物、肠胃药物、鼻炎过敏药物。另外，因为我循序渐进地实践了"整食法"，所以也不需要再借助药物的力量排便，可以自主排便。在进行了3个月自我身体疗愈的减肥计划后，我的体重减掉了8.7千克，体脂率也降低了8%，腰围缩短了13厘米。此前拉链都拉不上的裙子现在穿起来已经很宽松了，那些紧身牛仔裤现在也能轻松穿上——此时我最真实的感受是："幸好没把衣服扔掉。"这3个月的自我身体疗愈减肥体验是我人生的宝贵财富。

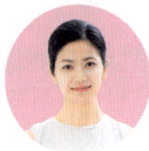

　　虽然说自我身体疗愈与整食法是可以轻松持续下去的方法，但实际上要改变迄今为止的生活习惯，这绝对不是一件简单的事情。因此，能够积极主动地进行自我剖析并坚持下来的宇城女士是非常值得称赞的。

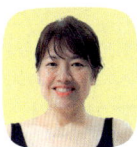

学员：北条礼女士　　年龄：51岁　　身高：162厘米

体重减掉7.2千克！疼痛、僵硬的上半身变灵活了！

随着年龄的增长，无论是身材还是容貌的状态，都仿佛加速行走在下坡路上，因此我开始寻找能够令自己恢复朝气蓬勃、健康的生活方式。于是，我邂逅了自我身体疗愈的减肥计划。原本身体就很僵硬的我，在最初进行实践时确实不太擅长。在就寝前我看着"20分钟短时长课程"在自己身体能够承受的范围内坚持跟练了下来。开始时因为肩周炎问题，我的上半身是拉伸不开的，但在不知不觉间，上半身逐渐拉伸开，上半身变灵活了！并且伴随着实践"整食法"，我每天早晨的排便也无比顺畅，这真是令人身心都感到舒服的体验。同时，我的睡眠质量也大幅提高。3个月计划的最终结果是，我的体重从64.8千克降低到了57.6千克，竟然减重了7.2千克！整个身体，尤其是腹部的线条感令我十分满意。**一直羡慕肩背紧致、挺拔身形的我，因为自己的肩膀与上半身的厚重感一直感到颇为自卑。没想到现在的我，也会被人夸赞"从后面看上去身材漂亮好多，简直是判若两人呢！"，这真的令人无比满足！**此外，还有一件非常令人兴奋的事情——矢上裕先生曾经在互联网上表述"有人通过自我身体疗愈练习，改善了自己的视力"，而我也恰恰通过自我身体疗愈练习，降低了眼镜的度数，也就是说，我的视力得到了改善。因此，自我身体疗愈是值得我们用一生来实践的生活方式与良好习惯，对此，我无比感激。

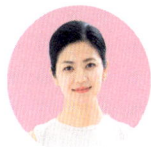

在挑战自我身体疗愈之前的北条女士因为肩周炎的影响，颈部、肩部肌肉都处于十分紧张的状态；同时，眼部周围肌肉也很紧张。通过3个月的自我身体疗愈练习，北条女士的颈部和肩部肌肉得到了放松，同时眼睛周围的肌肉也得到了放松，因此她的视力同步得到了改善。

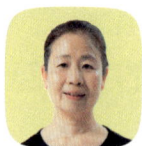

学员：森美树女士（化名） 年龄：52岁
身高：157厘米

体重减掉6.1千克！肩周炎也得到了改善！

在人生过半后，我开始逐渐感受到体重难以下降的压力。此外，说到最大的身体困扰，那么应当是我右侧肩膀的肩周炎问题了，每天早晨便伴随着肩部的不适感醒来，令我每一天都难以找到身心舒畅的感觉。于是，我参加了自我身体疗愈的减肥计划。对我来说，印象最深刻的当属饮食习惯的调整（即整食法）。晚饭在18点左右进行，第二天早晨只摄入水分或者流食，让胃在午饭前得到充分的休息。这样的饮食方式是非常适合我的。我的肠胃一直比较脆弱，说实话早上并不想吃任何食物，大家都会认为"早餐非常重要，早餐需要好好地摄入营养"，因此我也会在早晨吃很多。于是，一整天都会感觉自己的胃部比较沉重，甚至连身体都感觉比较沉重。但是自我身体疗愈体系主张的是"早晨是让胃部休息的时间"。因此，在早餐时段舍去固态食物后，我的身体状况也得到了改善。在进行自我身体疗愈的减肥计划前，我的体重是58.2千克，经过一个月的时间便减掉了3千克，3个月后，我成功减重6.1千克。困扰我多年的右肩的肩周炎也因为"转动胸廓练习"（本书第86页所介绍内容）完全得到了改善。而通过持续练习就寝前的"20分钟短时长课程"，我夜里不需要再起来如厕，一整夜都睡得很安稳。我的下半身水肿问题与肩膀内扣问题都得到了解决，整个后背也都挺拔起来，体态得到了改善。我打算今后继续练习"20分钟短时长课程"，一边维持体重，一边增强肌肉的力量。

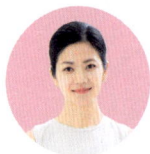

过去认为"早饭是一日活力之源头"的森女士改变了自己多年的行为，也就是说，早餐可以不必过于营养丰富，这样的整食法可以令我们的身体感觉轻盈，自然也会有助于减肥，森女士的视角和经验分享可以说是非常有趣和值得我们思考的。

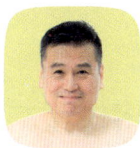

学员：伊那宏之先生　年龄：58岁　身高：177厘米

体重减掉11.2千克！腰椎的曲度也有了改善倾向！

　　我一直都有过度饮食的习惯，体重曾直逼95千克，而且原本就有"腰椎扭曲"与"髋关节疼痛"的我随着体重的不断增加，膝盖因为过度受压也开始疼痛。我意识到这样非常糟糕，于是选择在离家比较近的自我身体疗愈专门的教室进行身体调理。因为我觉得这种程度的练习，坚持下去应该不难，所以也呼应了自我身体疗愈的减肥计划。在这个计划进行的3个月期间，我每天都在自己可以承受的范围内进行自我身体疗愈练习，并且实践了整食法。练习至今，我认为自我身体疗愈的魅力在于，即使是身体极度僵硬的我，也可以通过适度练习，找到适合自己的练习幅度，舒舒服服地进行调理。此外，因为仰卧的动作比较多，所以对于我这种体重基数大的人来说进行练习也很容易。于是，我的体重从93.1千克减到了81.9千克，腰围缩短了9.5厘米。自我身体疗愈练习也有助于调节自主神经系统，如此一来，食欲自然也会减退。因此，我很顺利地进行该体系所推荐的"整食法"。自我身体疗愈减肥计划的与众不同之处在于，相比起需要克制食欲之苦的传统减肥法，自我身体疗愈可以令"暴饮暴食"行为自然而然地消退。即使是意志力比较弱的我，通过这3个月的练习，竟然也可以减轻10千克以上的体重，这是我人生中绝无仅有的一次减肥体验。另外，因为进行自我身体疗愈练习，我的腰椎曲度也得到了改善。对于和我过去一样因为意志力薄弱而有着暴饮暴食行为的人士，我非常推荐自我身体疗愈，并且非常强烈地推荐整食法。

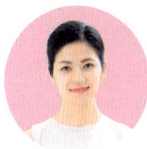

　　在本书第25页的照片中，可以清楚地看到伊那先生腰椎的曲度正在逐渐改善。希望我们的自我身体疗愈练习在伊那先生未来的生活中，对他的其他疾病的治疗也能够起到积极的辅助作用。

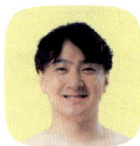

学员：大森康隆先生　年龄：38岁　身高：175厘米

忙碌的商务工作者，毫不费力地将体重减掉5.8千克！

　　因为我经营着自己的企业，所以在平时的生活中，有一半的时间需要面对计算机工作，另一半的时间不是在拜访客户，便是在拜访客户的路上。也因为原本多数打交道的行业是商贸公司，所以许多饮酒类的应酬是无法拒绝的。喝酒后，再来上一份拉面，或者去便利店买点零食，也是我的日常生活习惯。尽管我喜欢运动，并且运动量还比较大，但是在临近40岁时，我开始重新审视自己的生活习惯，也因此开始了自我身体疗愈的减肥计划。我会在每天早晨实施自我身体疗愈练习。工作生活中有应酬时，整食法是无法全部实行的，但我也会在可操作范围内进行实践。仅仅是调整了对待餐食的方式，<u>我的体重就从86千克降到了80.2千克</u>。在自我身体疗愈的所有练习中，我最喜欢的是将一条腿叠在另一条腿上，按着膝盖扭转身体的练习动作（本书第109页介绍内容）。因为在运动或者慢跑后，跟腱或者小腿会有酸痛或者肿胀的感觉，我的右侧膝盖也会有痛感，我发现通过这个动作可以拉伸到影响膝盖的肌肉，因此非常舒适。<u>通过自我身体疗愈，我自己也可以对自己的身体进行维护，知道了如何运动以避免膝盖疼痛</u>。如果可以好好地实践自我身体疗愈的短时长课程体系（本书第103页开始的内容），对身心一定大有裨益，因此我将自我身体疗愈推荐给诸位。

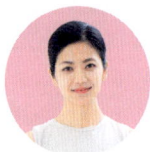

　　我们专门为大森先生进行了开腿体前屈动作的拍摄。通过照片比对，成果是显而易见的。希望在今后的生活中，大森先生也能怀抱着对身体的感知，好好地运用自我身体疗愈体系，从而帮助其拥有更加健康的体魄。

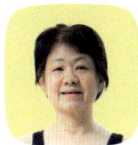

学员：天野畅子女士　年龄：60岁　身高：159厘米

现在的我，真实感受到了"身体的柔软"！

　　过去，在一场专门针对55岁以上女性的舞蹈公演时，有一位年纪略长的前辈因为身体多处疼痛，频繁地去外科进行整骨治疗，或是进行按摩治疗，或是进行水中疗法等，不仅要花费大量的时间（往返医院和在医院等待、治疗的时间），还要花费大量的金钱。就在我觉得如果自己能做一些练习就好了的时候，在前辈们的推荐下，我知道了自我身体疗愈计划，并打算挑战一下。我每周都会上90分钟的课程，在睡觉前，还会完成"20分钟短时长课程"。可能是因为身体过于放松，每次结束后都会非常困，每次课程进行过程中都需要与睡魔做斗争，当然，在几次课程中甚至直接睡过去了……另外，整食法因为有时间上的限制，对我来说实践比较困难，因此最终我的体重没有变化。但是，最令我开心的变化是通过一个月的时间，过去无法进行W形坐的我可以W形坐了。而后，W形坐仰卧练习（本书第96页）也不再是难题——这是因为自我身体疗愈让我的肌肉与关节的僵硬得到了放松。现在我的身体，感觉比二十多岁时还要柔软，还要舒展。从外观而言，真理惠老师告诉我，我的臀位线有上提。尽管体重方面没有变化，但是我确实通过自我身体疗愈达到了塑形的效果，这也是我乐于见到的。自我身体疗愈实践起来十分方便，而且省去了去整骨医院或者各类教室的时间，更重要的是完全不需要花费金钱。我今后会继续进行自我身体疗愈练习。

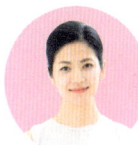

　　在这3个月的计划期间，我们每周都能见到天野女士的身影。她在我们的提醒后才发现，自己的腰部与大腿都变细了，而臀位线也有所提升。虽然她的体重没有下降，但是确确实实实现了更加理想的身形，达到了塑形的效果。

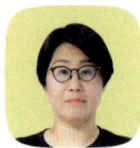

学员：小松丽香女士　年龄：47岁　身高：167厘米

髋关节的不适感消失了！

因为受到更年期的影响，我的头痛、睡眠障碍问题都比较严重。而我的孩子年纪尚小，47岁的我已经是这样的状态，我更加担心几年后的自己，于是我开始利用中药来调理自己的身体；同时，也邂逅了自我身体疗愈的减肥计划。通过实施该计划，我的体重从80.9千克降到了77千克，而相比起减肥效果，更加令我震惊的是自己身体骨骼的变化——骨盆后倾得到改善，腰部、背部、颈部周围都感觉舒爽起来。更大的变化是睡眠，不仅睡眠质量大幅度提升，而且睡醒后整个人都感觉很轻松，头痛自然也得到了缓解。在整个自我身体疗愈体系中，我最喜欢的是"20分钟短时长课程"。因为我有先天性髋关节病症，所以我的髋关节周围和腰部周围都是非常僵硬的，还经常扭到腰。而通过这一系列的练习，我发觉自己髋关节周围的痛感开始变得不易察觉了。其实，在我生完宝宝的8年时间里，我每晚都会因为髋关节痛而十分痛苦，但是现在，这种痛苦消失了。能找到无负担的睡眠，真是太让人高兴的事情了。过去，只要髋关节疼痛，就会非常困惑的我，今后知道如何应对了。自我身体疗愈授我以渔，令我很安心。

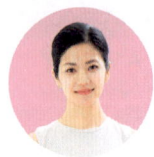

希望小松女士在未来的练习过程中，不要执着于体重的变化，而是要找到身体的感知，维护好对于自己身体而言必要的能量与肌肉、水分，代谢掉身体不需要的脂肪、不必要的水分（宿便），从而健康、漂亮地减重。

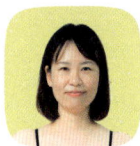

学员: 铃木智花女士（化名） 年龄: 41岁 身高: 164厘米

体形与体态的变化和睡眠质量的提升都令人大大满足！

　　我的身体大约是从30岁开始变胖的，一直到40岁时，我都没有很重视这个问题，直到自己的体重到了60千克，很难买衣服，我才意识到问题的严重性。因此，我向自己发起了减肥挑战，响应了自我身体疗愈的减肥计划。而我本身是在减肥早期难以出现成果的体质，因此在计划的初期，体重基本维持原状。但是在大约2个月后，我的身形很明显发生了变化。整体重量有所减轻，体态也得到了改善，比起体重降低，我更能感受到身材的变化——"我瘦了"。这让我感到十分满足！ 3个月的最终成果是，我的体重从62.1千克降低到57.8千克。除了身材方面的变化，另一个明显变化是我夜里去卫生间的次数变少了，睡眠质量也得到质的提升。而我观察到，自我身体疗愈的一个特点是，不仅有大量的身体拉伸，同时还有非常多的"摆动身体"。摆动身体给予身体的刺激，与单纯的拉伸肌肉相比，是完全不同的。通过这3个月的体验，我仿佛找到了一种属于自己的身体疗愈方式，因此内心有了一种"无论发生什么，只要我好好地进行自我身体疗愈练习，就没有问题"的安全感。

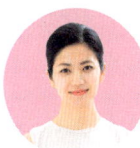

　　铃木女士并没有因为自己的减肥成果出现得晚而着急或是焦虑，而是好好地将3个月的课程坚持了下来。相比降低的体重千克数而言，收获挺拔的体态是更加值得祝贺的事情，而铃木女士的感知力也令人钦佩。

后记

阅读到这里，您感觉怎么样？如果您也一并进行了自我身体疗愈练习的实践，相信您也应当找回了"温暖而柔软的身体"吧。如果将自我身体疗愈练习作为一种生活习惯坚持下去，那么我们的身心会愈发健康——这对于作者而言，是最希望发生的事情。

而我在未来，也考虑将继续深耕女性健康领域，并将继续传播女性的预防医学与自我身体疗愈方面的知识。

女性的一生，从月经初潮开始，经历生理期、妊娠、生产、更年期、老年期，每个阶段都会有不同的身体不适。我能够理解我们身体的不适与疼痛，也坚信我们具备疗愈这些苦痛的力量，并愿意助大家一臂之力。

因此，我也会继续学习、继续行动，并让自我身体疗愈体系的羽翼愈发丰满，再度飞向整个世界。

最后，我要特别感谢本书的出版方日本钻石社的责任编辑土江英明老师，以及策划和内容编辑依田则子老师。从我们第一次会面商谈本书的内容，到真正看到它出版，对我而言真的如梦似幻。诸位老师陪伴着我们共同实践自我身体疗愈练习，实际感受过效果后，才进行编撰。而策划、摄影、选片、编辑等多方面的工作人员，不仅在工作中展示出极高的专业度，而且会从读者的角度给予我们诸多细节上的建议。因此，再度真诚地向诸位表示感谢。

致家人。感谢在本书的创作过程中，你们给予我的关怀、支持与鼓励，非常感谢。

另外，感谢响应了自我身体疗愈的减肥计划的诸位学员，感谢你们3个月的时间，感谢你们在计划期间的努力，以及感谢你们的信任。

同样，希望能够尽早见到即将参与日本全国自我身体疗愈巡回活动的、可爱的读者朋友们。

　　最后，致父亲。我非常敬佩至今依旧致力于升级自我身体疗愈体系的您。我会与您共同继续深耕自我身体疗愈，为其更加完善贡献绵薄之力，并继续推广、弘扬自我身体疗愈体系。

2022年11月

矢上真理惠

[作者]

矢上真理惠（YAGAMI MARIE）

矢上预防医学研究所总监

1984年出生于日本兵库县。她在高中毕业后只身赴美留学，在艺术类高校普拉特艺术学院学习时装设计，而后在纽约成为独立时装设计师。为了实现自己的时装梦想，她经常彻夜不眠地工作。繁忙与不规律的生活导致其身心崩溃。这时，她开始学习父亲矢上裕老师所创立的、已有超过15000名学员实践过的身心调理之道——自我身体疗愈，从而找回身心健康，并发现自我身体疗愈体系的魅力。此后，她在英国名校中央圣马丁艺术与设计学院读研究生，更加系统地学习"身体"知识。后来，她在加拿大、欧洲等地，以课程或者工作坊的形式开展自我身体疗愈活动，并受到推崇，最终于2019年回到日本。现在，她一边给海内外人士传授自我身体疗愈知识，一边深耕女性预防医学的相关工作。

[审定者]

矢上裕（YAGAMI YUU）

矢上预防医学研究所所长，自我身体疗愈创始人、针灸师、治疗师

1953年出生于日本鹿儿岛县。他就读于关西学院的第二年，发觉预防医学的重要性，为了学习中医而选择中途退学。其后，他不仅活跃于针灸与治疗行业，而且根据自己所学，集大成地自创了疗愈效果显著的自我身体疗愈之术。矢上裕曾于兵库县开设讲座，并出版相关图书，因活跃于媒体而备受关注，受到诸多患者的慕名拜访。目前，自我身体疗愈指导者大约有500位，指导着超过15000名学员进行自我身体疗愈的学习。在著书以外，他另有《跟着DVD学习自我身体疗愈》《跟着DVD 3分钟辨别症状 再开始进行自我身体疗愈》等作品。此外，为了能够帮助更多远距离的患者，矢上裕也在同步进行线上教学与函授教育活动。